DE LA CURE RADICALE

DES

HERNIES

PAR LE

Docteur J. LAFOURCADE (de Bayonne)

Ancien Interne des Hôpitaux de Paris

Ancien Chef de Clinique Chirurgicale à la Faculté de Paris

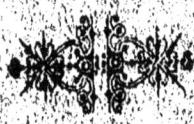

DAX

IMPRIMERIE-RELIURE HAZAEL LABÈQUE

11, Rue des Carmes

1895

DE LA

CURE RADICALE DES HERNIES

DE LA

CURE RADICALE DES HERNIES

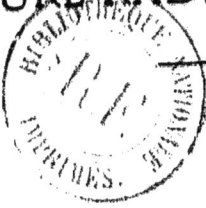

Du même Auteur

MALADIES DES FEMMES

Kyste du Vagin. Notes et Observation lues à la Soc. de Chir. par le Dr Richelot. *Bull. et Mém. de la Soc. de Chir.*, 1889.

Observations d'Opérations de Schrœder faites par l'auteur, in thèse de Chanteloube. *Traitement de la métrite du col par l'opération de Schœreder*, 1888, et in thèse Pescher, 1892.

Abcès du Ligament Large Consécutif à une Salpingite Suppurée. *Bull. de la Société Anatomique*, 1891.

De l'Hysterectomie Vaginale dans les Suppurations Péri-Utérines. Thèse de Doctorat, 1893.

De l'Hysterectomie Vaginale dans les Lésions Inflammatoires des Annexes. *Arch. provinc. de Chir.* Novembre 1894 et Janvier 1895.

CHIRURGIE GÉNÉRALE

Kyste Hytalique de l'Aine. *Bulletin de la Soc. Anat.*, 1888.

Observation sur le Traitement des Abcès par Congestion par la Ponction et l'Ether Iodoformé. In thèse Hemeau, 1888.

Rétrécissement de l'Urèthre. Infiltration anormale d'Urine. *Bull. de la Soc. Anat.*, 1891.

Décollement Epiphysaire de l'Extrémité Supérieure du Fémur. *Bull. de la Soc. Anat.*, 1891.

Gliome du Cervelet. Mort Subite. *Bulletin de la Soc. Anat*, 1891.

Cancer Pédiculé de l'Estomac. *Bull. de la Soc. Anat.*, 1891.

De la Gastrostomie sans Obturateur et sans Sonde a Demeure (avec opération personnelle). *Gazette Hebdomadaire*, 1891.

De la Déviation en dehors du Gros Orteil. (Etude sur l'Oignon). *Revue générale de la Gazette des Hôpitaux*, 1894.

DE LA CURE RADICALE

DES

HERNIES

PAR LE

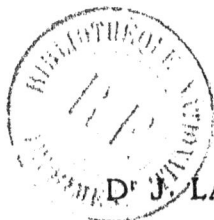

D' J. LAFOURCADE (DE BAYONNE)

Ancien Interne des Hôpitaux de Paris

Ancien Chef de Clinique Chirurgicale à la Faculté de Paris.

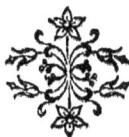

DAX

IMPRIMERIE-RELIURE HAZAEL LABÈQUE,

11, Rue des Carmes

—

1895

INTRODUCTION

GOSSELIN dans ses « *Leçons sur les Hernies abdominales* » s'exprime ainsi au sujet de la cure radicale : « Assurément, je ne veux pas décourager les chirurgiens, mais il est bon qu'on sache, parmi les moyens opératoires conseillés jusqu'à ce jour pour la cure radicale des hernies, il n'en est pas qui aient offert assez de sécurité et de chances de guérison pour être restés dans la pratique. » Gosselin faisait allusion au procédé de Gerdy consistant dans l'invagination et la fixation dans le canal d'un bouchon formé par la peau, et à l'injection iodée dans le sac, conseillée par Jobert (de Lamballe), Ricord et Maisonneuve. Mais depuis l'avènement de la chirurgie aseptique, la cure radicale des hernies, d'une bénignité presque absolue, d'une efficacité non douteuse, est entrée dans le domaine courant. C'est certainement une des conquêtes les plus précieuses de la chirurgie. En publiant ce travail, je n'ai qu'un but : contribuer pour une faible part à la connaissance et à la vulgarisation de la cure radicale des hernies dont les bienfaits ne sont plus à démontrer.

HISTORIQUE

« Il n'est pas, dit Littré, de développement le plus avancé de la médecine contemporaine qui ne se trouve en embryon dans la médecine antérieure. » Cette proposition s'applique tout particulièrement à la cure radicale des hernies qui a été pratiquée par Celse, dès le premier siècle. A sa suite, les anciens opéraient des hernies qu'ils considéraient « non seulement comme une infirmité, mais encore comme une affection indécente et honteuse. Tite-Live raconte que Marcus Servilius, montrant un jour au peuple la marque des blessures reçues par devant au service de la patrie, découvrit par mégarde une hernie inguinale ; des rires moqueurs l'accueillirent et cependant la hernie avait été contractée en combattant jour et nuit à cheval, à la tête des cohortes romaines. » (1) Il est singulier de voir ceux qui conseillaient la cure radicale des hernies ne pas toucher à la hernie étranglée. C'est Franco qui, au 16ᵉ siècle, conseille le débridement. Les anciens réservaient les méthodes

---

(1) SEGOND. Thèse d'Agrég. 1883. *Cure radicale des hernies*. Cet historique n'est que le résumé du chapitre de la thèse de M. Segond.

Dans les Mémoires de Chirurgie. (Tome 1 page 81) publiés en 1748 par George Arnaud on trouve des notes intéressantes sur « *les Inconvénients des descentes particuliers aux prêtres de la communion romaine* ». George Arnaud, discutant, en s'appuyant sur des auteurs compétents, la question de savoir si des prêtres atteints de hernies ne sont pas *irréguliers,* cite plusieurs accidents d'étranglement survenus chez des prêtres pendant l'exercice de leur ministère. Il cite, entr'autres, le cas d'un prêtre qui fut pris pendant la messe d'étranglement avec vomissements qui disparurent après réduction « cette si prompte guérison ne servit qu'à augmenter la confusion du Pasteur, car ses paroissiens ne voulurent jamais attribuer à d'autre cause qu'à l'ivresse l'accident qu'il avait éprouvé ». Le même G. Arnaud dit que Moïse voulait que les Lévites atteints de hernies fussent proscrits des autels « Dieu donna à Moïse le précepte : *s'il a une Descente, il n'offrira pas les pains au Seigneur* » (p. 86).

sanglantes aux hernies qui constituaient une simple infirmité et traitaient, bizarre contradiction, l'étranglement par les émollients et la saignée.

Celse cherche les indications et les contre-indications de la cure radicale. Il veut s'abstenir le plus possible et il conseille le bandage dans de nombreux cas. Ses procédés opératoires sont des plus raisonnables et se retrouvent encore dans la chirurgie. Il réséquait le sac, après libération du collet, il suturait l'orifice herniaire *et prenait bien soin de ne pas offenser le testicule*. Dans la cure radicale de la hernie ombilicale, il supprime les téguments et le sac par une ligature faite à la base de la hernie et amenant leur sphacèle.

Au IV° siècle, Oribase qui paraissait ignorer Celse, décrit les procédés opératoires à employer : Incision du sac, réduction des viscères, détachement de leurs adhérences si elles existent, torsion du pédicule et résection du sac. Oribase, pas plus que Celse, ne pratiquait la castration. Il ne parle pas du bandage.

Au VII° siècle, Paul d'Egine, de l'Ecole d'Alexandrie, attaque d'emblée les hernies par les procédés sanglants. C'est lui qui *conseille le premier la castration* dans les hernies scrotales, et il décrit avec grand soin son procédé de ligature du cordon.

Après Paul d'Egine, après le sac d'Alexandrie, commence la suprématie des chirurgiens Arabes. Ils envahissent l'Europe et fondent plusieurs universités dont les plus célèbres sont celles de Tolède et Cordoue. De là, partent, pour le sud de l'Italie, des médecins qui fondent l'Ecole de Salerne, contre laquelle s'élève, au XII° siècle, à l'autre extrémité de l'Italie, l'école de Bologne, sa rivale. Des discussions éclatent en Italie, à la suite desquelles, Lanfranc, de l'Ecole de Bologne, et Roger de Parme, de l'Ecole de Salerne, gagnent Paris. Mais, du vivant même de Lanfranc, l'Ecole de Paris se mit à déchoir.

En Italie comme en France, du XII° au XIV° siècle, la chirurgie tombe entre les mains des empiriques. C'est l'époque des charlatans pendant laquelle tout travail manuel est considéré comme dégradant. C'est alors que l'on vit « les inciseurs de pierre, herniers, abbateurs de cataractes, rebouteurs, arracheurs de dents, triacleurs, rameurs, hommes et femmes qui, jusqu'au XVIII° siècle, le rasoir à la main, ensanglantèrent les villes et les campagnes, proposant la cure radicale de toutes les hernies, castrant tous les hernieux, à tel point qu'à des époques différentes, les pouvoirs publics s'émurent et que les peines les plus sévères furent édictées contre ces mutilateurs avides. » (1) La castration était devenue tellement à la mode, qu'on la proposait pour la lèpre, pour l'hydrocèle et pour la cure radicale des hernies. Tombée dans la plus grande déconsidération par ses excès, la chirurgie fut chassée de Paris et se réfugia à Montpellier dont l'Ecole prit un grand développement et d'où sort, au XIVe siècle, Guy de Chauliac.

Guy de Chauliac s'éleva contre les abus des chatreurs. Il ne repousse pas la castration dans certains cas, mais il est grand partisan des bandages, des emplâtres et des topiques. Il n'opère qu'après avoir essayé les *médicaments* et chez les gens bien portants, pas trop vieux. Quant aux autres, il préférait les « *laisser vivre avec leur clochement.* » Quand il faisait porter un bandage, il l'appliquait toujours sur un emplâtre dont la composition était singulière. « On y trouvait des vers de terre, des peaux d'anguilles fraîchement écorchées, du sang humain, de la peau de bélier cuite avec de l'eau de pluie et du vinaigre. On y ajoutait un peu de noix de cyprès et de muscade. » Ou bien le malade prenait à l'intérieur de la poudre d'aimant, et on soupoudrait de limaille de fer la surface de la hernie ; en vertu de l'action attractive que l'aimant exerce sur la limaille de fer, la hernie rentrait et le malade était guéri !

Au XVIe siècle, surgissent les trois grands chirurgiens de la Renaissance : Franco et Ambroise Paré pour la France, Fabrice d'Aquapendente pour l'Italie. Ils mettent en pratique tous les moyens possibles pour éviter l'opération. Franco, comme je l'ai déjà dit, fait le premier la kélotomie et le débridement du collet pour l'étranglement herniaire. Ambroise Paré conseille le bandage, le repos et les emplâtres, « et par ces remèdes proteste que plusieurs enfants ont été guaris et ay gardé les chastreux de leur amputer les couillons, desquels ils sont fort friants pour le lucre qu'ils en reçoivent, et abusent ainsi les pères, en leur faisant accroire que jamais leurs enfants ne peuvent guarir depuis que le boyau est tombé en la bourse, qui est une chose fausse et mensongère. » Et plus loin « ces choses nous montrent qu'il ne faut se haster d'oster les couillons aux pauvres garçons. »

Ambroise Paré employait les moyens de douce.. chez les enfants et les adultes, Fabrice dans les hernies par dilacération du péritoine et les épiplocèles, Franco chez les enfants seulement. Quand tous trois opéraient, *ils respectaient le testicule*, ce qui est leur plus grande innovation.

(1) SEGOND, *Loc. cit.* p. 17.

En outre, Ambroise Paré et Franco améliorent le fameux *point doré* inventé au XIIIe siècle par B. Méthis.

Au XVIIe siècle, la question de la guérison des hernies passionne les esprits. Les faveurs royales étaient acquises à qui trouverait un moyen infaillible de guérir les hernies. Louis XIV acheta au Prieur des Cabrières un remède et « il préparait lui-même le médicament de ses royales mains » (Segond). Georges Ier, d'Angleterre, accorda une prime de 25,000 livres st. et une pension de 500 livres à un charlatan, Little John, qui avait, lui aussi, trouvé un moyen infaillible qui ne donna d'ailleurs que des insuccès.

C'est à la fin du XVIIe siècle que Lequin et Blegny inventèrent les bandages élastiques en fil de fer et en acier. « C'est de cette invention que date la déchéance des procédés sanglants. » (Segond). Quelques chatreurs ambulants existent encore cependant et « les Etats généraux de Hollande ordonnèrent la peine du fouet contre quiconque opérerait une hernie sans le conseil des gens de l'art et castrerait sans nécessité. » (Segond).

Dionis fut un détracteur énergique de toute opération et n'admettait que le bandage auquel il adjoignait les substances astringentes. Quant à la castration, voici comment il s'exprime : « ces opérations sont contraires aux lois divines et humaines ; elles seraient cependant excusables sur un *religieux* qui préférerait la guérison d'une hernie à ses testicules qui lui doivent être inutiles et il en tirerait, pour lors, deux avantages : le premier, c'est que ces organes ne le tourmenteraient plus et le second, c'est qu'il serait guéri d'une fâcheuse maladie ». Richter faisait remarquer, avec esprit, « qu'on n'ampute pas les bras aux paresseux ».

Au XVIIIe siècle, les hernies sont minutieusement étudiées. J. L. Petit, Richter, Garengeot, portent les éclaircissements les plus complets sur les variétés, les symptômes et l'anatomie pathologique des hernies. Quant à l'opération, elle est laissée de côté en dehors de l'étranglement. Le bandage seul est admis. Cependant, la cure radicale fait encore un retour offensif avec Sermésius (de Russie) qui propose avec Senff et Schmucker l'extirpation et la ligature du sac. Gauthier et Mayet, en 1774, proposent la cautérisation directe de l'anneau herniaire. D'autres pratiquent la scarification de l'anneau. Mais tous ces procédés, même les plus inoffensifs, ne trouvaient que des contradicteurs et Desault lui-même, qui opérait par la ligature avec succès plus de cinquante hernies ombilicales, repousse l'opération pour les autres variétés de hernies.

Aussi, au commencement de ce siècle, la cure radicale était-elle totalement abandonnée, à tel point que Pott désirait la pendaison pour tout chirurgien herniaire. Cette réaction exagérée encourage les inventeurs de bandages et de médicaments. Deux habitants d'un village de la Vendée trouvent une plante souveraine contre la hernie, *l'osmonde royale* et un arbre, le *cyprès*. M. Segond dit avec raison : « Cette façon de guérir radicalement les hernies nous rappelle le procédé adopté par les Chinois et que nous enseigne le R. P. Duhalde, dans le tome IV de son *Voyage en Chine*. Pour guérir radicalement une hernie, les Chinois commencent par la réduire ; ils lavent ensuite la partie malade avec du suc de *gin-seng* et celui d'une autre plante qu'ils nomment *kéon-ki*. On fait manger au malade du riz cuit à l'eau ; on a eu soin de mettre dans l'eau du rognon de mouton, et au bout de 10 jours, le malade est radicalement guéri ». Verdier propose le muriate de mercure et les douches obliques d'eau froide sur la hernie.

La cure radicale, en 1822 et en 1829, trouvait cependant en Jameson et Belmas de timides défenseurs. En 1835, Gerdy propose l'invagination du scrutum dans le trajet, maintenue par la suture. La question revient à l'ordre du jour et la cure radicale est remise en vogue. Puis viennent les procédés de Velpeau, de Bonnet, de Malgaigne, de Guérin et la thèse de concours de Boinet. En 1856, Gerdy meurt et la cure radicale est encore laissée dans l'ombre : Le bandage seul est préconisé. A l'étranger sous l'impulsion de Gerdy, Wultzer, Sotteau, Ritchmund publient leurs procédés, mais « la cure radicale perdait chaque jour du terrain et le nombre de ses détracteurs l'emportait de plus en plus sur celui de ses défenseurs. » (Segond).

A Wood, en 1868, revient l'honneur d'avoir transformé, en l'améliorant, l'ancienne oblitération du trajet herniaire par la suture sous-cutanée.

Avec l'avènement de l'antisepsie, la question de la cure radicale subit une transformation complète. Devenant une opération sans dangers, donnant, par les progrès de la technique, des guérisons le plus souvent vraiment radicales, la cure radicale est aujourd'hui admise par tous les chirurgiens. Les travaux de Scheede, de Nussbaunn, de Czerny, de Riedel, de Socin, le rapport de Tilanus, la revue de Reverdin, contribuent à vulgariser l'opération.

En France, c'est M. Championnière, qui a le premier pratiqué l'opération moderne. C'est à son impulsion qu'est due la grande place qu'occupe actuellement la cure radicale des hernies. En 1883, paraît la thèse d'agrégation de M. Segond ; en 1887 a lieu une discussion très importante à la Société de chirurgie. En 1892, M. Championnière publie son ouvrage « *Cure radicale des hernies* » avec 275 opérations. Je passe sur les très nombreuses thèses de doctorat soutenues sur la cure radicale.

Mais la cure radicale dont les indications étaient posées, n'était pas admise chez les enfants, sauf accidents. Cependant M. Felizet, en 1894, dans les « *Hernies Inguinales de l'Enfance* » relate 105 observations faites chez des enfants au dessous de 15 ans, et ses conclusions, sur lesquelles nous aurons à revenir, renversent les idées régnantes jusqu'à lui.

Tel est, rapidement esquissé, l'historique de la cure radicale. J'ai tenu à montrer les fluctuations qu'elle avait subies. Actuellement, les résultats obtenus sont tels que tout mouvement en arrière est impossible. La cure radicale a pris rang parmi les opérations les mieux réglées, les plus bénignes et les plus utiles.

CONDITIONS DE SÉCURITÉ DE LA CURE RADICALE

Ces conditions se rapportent au chirurgien et au malade.

Pour le chirurgien, tout peut se résumer en un seul mot. « *Il doit opérer proprement* ». Je ne saurais mieux faire que de citer les paroles de M. Championnière : « Cette part nouvelle de la chirurgie ne me paraît devoir être abordée que par les fidèles de la méthode antiseptique. Ici, la sécurité est seulement pour un petit nombre de chirurgiens inébranlables dans leur foi, et c'est pour eux que nous écrivons. La cure radicale appartient aux opérations qui ne permettent pas de transactions. Pour amputer un membre ou un sein, avec quelques précautions antiseptiques générales, on réduit singulièrement les chances de mort. S'il survient un peu de désunion, un peu de suppuration, c'est une gêne sérieuse pour le patient, mais les conséquences ne seront pas capitales... Mais si l'on ouvre une grande séreuse, le péritoine ou les jointures, *il ne faut pas de suppuration*. L'accident, *c'est la vie mise en jeu*, la moindre conséquence, c'est une infirmité grave. Ici donc, point d'ambages : *une opération bénigne quand elle est aseptique peut devenir une calamité dans les conditions opposées.* »

Le chirurgien qui s'adresse à une infirmité comme la hernie plutôt qu'à une affection qui menace la vie à brève échéance n'a le droit d'opérer que s'il opère aseptiquement. Il y a peu de chances, si une plaie de cure radicale suppure et si le malade n'en meurt pas que la cure radicale soit obtenue. *La cicatrice d'une plaie qui a suppuré n'a nullement la résistance d'une plaie réunie par première intention.* La récidive est presque la règle après suppuration.

Ce que je dirai dans la suite n'est admissible et raisonnable que si l'on a la quasi-certitude de faire une opération sans dangers et on ne peut l'avoir qu'avec une asepsie parfaite. La cure radicale peut-être une opération mortelle si on pèche par défaut d'asepsie et *le chirurgien en est responsable.* Dans le cas contraire elle est d'une bénignité presque absolue. Je ne saurais trop insister sur ce point et c'est, je le répète, seulement dans ces conditions que les conclusions que je développerai sont légitimes. Elles ne supporteraient même pas l'examen dans le cas contraire.

Les conditions générales *dans lesquelles doit se trouver le malade* peuvent faire dans certains cas repousser l'opération pour des hernies présentant d'autre part des indications très nettes. En ne se conformant pas à ces préceptes on risque d'avoir des échecs dont il ne faut pas incriminer la cure radicale, mais l'état général ou les diathèses des malades. C'est ainsi qu'il ne faudra pas opérer les diabétiques, les albuminuriques, les alcooliques, les tuberculeux, les cardiaques et les débilités. Il faut faire également exception pour les emphysémateux et les bronchitiques qui, par les efforts incessants de la toux, compromettent le résultat de l'opération.

Ces réserves faites et sur le chirurgien et sur le malade, il existe un certain nombre de hernies qui nécessitent la cure radicale. Il en est d'autres où l'opération, sans être indispensable, devra être proposée à cause de l'âge et des conditions sociales des hernieux. De là des indications qu'il faut connaître, de là aussi certaines connaissances sur lesquelles je désire appeler l'attention. Bien que j'ai en vue, la cure radicale, et non l'étude des hernies, j'insisterai sur les quelques variétés de hernies qui doivent être opérées — dans certaines conditions. — C'est en montrant les inconvénients et les dangers de ces hernies que l'on comprendra mieux les raisons qui doivent faire conseiller la cure radicale.

VARIÉTÉS DE HERNIES & ACCIDENTS. — CONDITIONS SOCIALES. — AGE. — SEXE. — CONSIDÉRATIONS DIVERSES QUI JUSTIFIENT OU CONTRE-INDIQUENT LA CURE RADICALE

Cette étude amènera naturellement les indications et les contre-indications de la cure radicale qu'il me suffira d'indiquer. J'étudierai successivement :

1º Les hernies irréductibles ;
2º Les hernies congénitales ;
3º Les hernies de l'enfance ;
4º Les hernies douloureuses ;
5º Les hernies de force ;
6º Les hernies de faiblesse ;
7º Les conditions tenant à l'âge des hernieux et à leur situation sociale ;
8º Les conditions tenant au sexe.

1º HERNIES IRRÉDUCTIBLES

L'irréductibilité est une indication de l'intervention. La hernie irréductible est en effet une source constante de dangers. Elle est douloureuse et se trouve exposée plus que toute autre à l'inflammation, à l'engouement et à l'étranglement. Le bandage est souvent conseillé, et c'est une faute grave. S'il est douloureux il ne peut être supporté ; dans le cas contraire, il augmente les chances d'accidents.

Quelles sont les causes d'irréductibilité ?

Une hernie peut être irréductible par suite de son volume. On a vu de ces volumineuses hernies loger la presque totalité de l'intestin grêle et du gros intestin. (Berger). La situation de ces hernieux est des plus tristes. Ils souffrent continuellement, ne peuvent le plus souvent vaquer à leurs occupations et sont exposés à des accidents rapidement sérieux. A moins de volume par trop exagéré de paroi abdominale absolument mauvaise, ces hernies doivent être opérées sans retard. L'opération ne sera, il est vrai, que palliative. Elle permettra simplement à un bandage de contenir la hernie, mais la situation du hernieux en sera considérablement améliorée.

C'est l'adhérence des viscères au sac qui est la grande cause d'irréductibilité. Les hernies adhérentes au sac auxquelles mon ami Boiffin, professeur à l'Ecole de Nantes, a consacré en 1887 une excellente thèse, ont été étudiées depuis longtemps. Ces adhérences sont de deux sortes : *adhérences par inflammation* et *adhérences par glissement*. Je n'insiste pas et renvoie pour cette étude aux ouvrages spéciaux.

Les personnes atteintes de hernies irréductibles, sont dans un état à relever avec soin. Pour prouver que l'irréductibilité est une indication nette de cure radicale, voyons les accidents souvent redoutables qui peuvent accompagner une hernie adhérente.

Ces accidents sont très variables comme intensité, durée et terminaison. De là des types assez nettement caractérisés entre lesquels sont des cas intermédiaires faisant de ces accidents une série continue allant des phénomènes les plus légers aux complications les plus graves.

Souvent, surtout dans les anciennes hernies volumineuses, les symptômes sont très bénins au début. Puis survient une aggravation sourde avec des phénomènes menaçants et une terminaison fatale peut devenir inévitable.

D'autres fois, la marche est moins régulière et les accidents d'abord insidieux prennent subitement des caractères de gravité extrême.

Enfin le malade peut être pris brusquement d'accidents d'étranglement avec une hernie depuis longtemps irréductible par adhérences.

On peut donc observer : (a) *accidents légers*, (b) *accidents graves*.

(a). *Accidents légers*. — A intervalles plus ou moins éloignés, le malade éprouve des tiraillements, des douleurs sourdes après les repas ou après la marche. Un jour, ces symptômes deviennent plus intenses ; la tumeur est douloureuse à la pression ; des coliques, des vomissements, du ballonnement surviennent. Avec le repos et un traitement local, tout rentre dans l'ordre. Ces menaces s'observent d'abord à intervalles éloignés. Mais à chaque attaque se fait une aggravation de lésions avec augmentation de volume et impossibilité d'appliquer un bandage et les complications surviennent plus fréquemment. Parfois, surtout quand il s'agit d'épiplocèle, les seuls accidents sont des accidents douloureux.

(b). *Accidents graves*. — Le premier accident que l'on observe peut être

l'étranglement vrai ou par bride dans le sac. *C'est la forme aiguë.*
D'autres fois, les accidents se déroulent avec une certaine lenteur qui
peut-être interrompue par des accidents aigus : *C'est la forme sub-aiguë.*

1° *Forme aiguë.* — C'est l'apparition de tous les phénomènes d'étranglement dans une hernie non contenue ou partiellement réductible. La
tumeur est douloureuse, complètement irréductible ; les nausées, les
vomissements alimentaires, puis bilieux, puis fécaloïdes apparaissent ; ni
matières, ni gaz ne passent par l'anus ; l'abdomen se ballonne, le facies
se grippe, le pouls devient très fréquent, le hoquet incessant ; la
température s'abaisse, le malade tombe dans la prostration et meurt à
moins qu'on intervienne ou qu'il s'établisse un anus contre nature après
gangrène de l'intestin et phlegmon stercoral.

2° *Forme sub-aiguë.* — Dans cette forme, le malade a déjà ressenti
quelques accès de coliques avec vomissements et constipation suivis à
chaque fois d'augmentation de volume de la tumeur. A un moment
donné, ces accidents deviennent plus intenses et le malade espère que,
comme précédemment, le tout rentrera dans l'ordre, quand les selles et les
gaz se suppriment complètement ; les vomissements, le ballonnement, la
douleur font leur apparition. Un médecin est appelé qui, suivant son
tempérament, se livre à des manœuvres plus ou moins violentes de taxis
et empire la situation, ou opère, ou fait appeler un chirurgien. Ce
dernier constate qu'il existe des phénomènes d'obstruction et, du côté de
la tumeur, rien qui puisse faire admettre l'étranglement : l'anneau est
dilaté, la douleur est moins forte à la pression au niveau du pédicule que
dans le reste de la hernie et on peut dans bien des cas sentir du
gargouillement. Il est des fois où ces accidents s'amendent spontanément
et une débâcle peut terminer heureusement une série de phénomènes
inquiétants. Mais d'autres fois, tous ces symptômes revêtent une durée
et une acuité plus grandes, le malade subit une dépression de plus en
plus forte et il meurt sans réaction, souvent emporté par des complications
pulmonaires, sans avoir présenté ni crampes, ni contractures, ni aucun
phénomène nerveux. D'autres fois enfin, ces accidents peuvent être
interrompus par l'apparition de symptômes aigus d'étranglement vrai le
plus serré qui suivent leur cours ordinaire.

Ce que l'on doit surtout retenir de cet exposé des accidents des hernies
adhérentes, c'est leur marche progressive et ce fait que les accidents les
plus légers peuvent être les prodromes des accidents les plus graves.
Chacun de ces accidents laisse après lui des lésions plus étendues, des

adhérences plus intimes entre les parties herniées ou avec le sac, et une hernie plus volumineuse. De là, une aggravation progressive. En outre ces hernies adhérentes irréductibles donnent lieu à des accidents éclatant brusquement sans avoir été précédés par aucun symptôme prémonitoire.

On doit donc craindre que ces hernies, étranglées tôt ou tard, doivent être kelotomisées. Or, dans ce cas, l'opération est toujours d'une gravité extrême. Il faut disséquer les anses intestinales, les séparer du sac avec lequel elles font corps, faire une opération longue et déprimante, risquer de déchirer l'intestin et de terminer parfois l'opération par une résection de l'intestin avec enterorraphie circulaire.

Peut-on comparer une opération faite dans ces circonstances avec une opération de cure radicale faite avant l'établissement de lésions graves dans la hernie ? Dans ce dernier cas, la guérison définitive est presque une certitude. Dans le premier, au contraire, elle est si peu sûre que, jusqu'à ces derniers temps, des chirurgiens autorisés conseillaient l'abstention en face d'accidents très graves.

Aussi, en présence d'un malade atteint de hernie irréductible, sujette à des accidents, aucune hésitation n'est possible et la cure radicale doit être faite. « *L'opération doit être aussi précoce que possible quand on se trouve en présence de complications en voie d'évoluer dans une hernie adhérente.* (Boiffis). »

Le chirurgien a pour devoir de prévenir les hernieux des dangers qu'ils courent. Il doit leur offrir une opération qui, pratiquée dès le début des accidents, se fait dans les meilleures conditions. *Il faut pratiquer la cure radicale des hernies adhérentes, dès que l'on peut reconnaître cet état.* » (Boiffin).

2° HERNIES CONGÉNITALES

Avant d'indiquer les raisons pour lesquelles il faut opérer la plupart des hernies congénitales, établissons ce qu'il faut entendre par hernie congénitale.

Dans les premiers temps de la vie intra-utérine, le testicule est situé de chaque côté de la colonne vertébrale. Au 3° mois il abandonne le rein sous lequel il était primitivement situé et s'avance progressivement vers la région inguinale ; au 5° mois, il arrive au niveau de l'orifice profond du

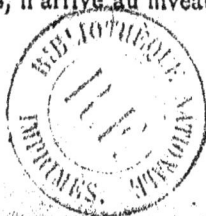

canal inguinal en voie de formation ; au 7ᵉ il traverse le canal qui s'est achevé, et du 8ᵉ au 9ᵉ, il arrive dans les bourses

Les théories émises sur l'agent de cette migration sont nombreuses, mais n'ont pas d'intérêt pour nous. Quoiqu'il en soit, le testicule, *suivant les données classiques encore admises*, entraîne un prolongement du péritoine dont il est entouré. La vaginale n'est donc qu'un cul de sac du péritoine prolongé dans les bourses. Ce diverticule communique d'abord librement avec la cavité abdominale par le « *canal péritonéo-vaginal* » étudié par Ramonède, en 1883. Ce canal s'oblitère et disparaît, mais il peut persister en totalité ou en partie.

Quand l'oblitération doit se faire, elle commence par sa partie moyenne, comme l'ont démontré les dernières recherches de Bramann. Le cordon fibreux décrit par Cloquet est le seul vestige de ce canal.

D'après Ramonède, 15 % des sujets présentent quelque anomalie du canal péritonéo-vaginal. Ces anomalies sont de trois degrés :

1° Cul de sac séreux, infundibulum, dont le fond ne dépasse pas le fascia transversalis fibreux *(simple dépression du péritoine)* ;

2° Ou bien le diverticule en doigt de gant du péritoine pénètre dans le canal, le franchit, parvient dans les bourses, mais ne communique pas avec la vaginale et se termine en cul de sac : *c'est la variété péritonéo-funiculaire* ;

3° Enfin le péritoine et la vaginale communiquent librement : *c'est la variété péritonéo-vaginale*.

Le canal péritonéo-vaginal se compose de trois dilatations et de deux points rétrécis dans les deux premières variétés et de trois points rétrécis dans la troisième.

La première dilatation est située à l'abouchement du canal dans le péritoine. Elle repose par son sommet sur l'arcade crurale *(vestibule infundibuliforme*. La deuxième dilatation, ovoïde, allongée, est placée dan le canal inguinal. Elle va d'un orifice inguinal à l'autre *(ampoule du canal inguinal)*. La troisième enfin est située dans les bourses, elle forme un coude avec la précédente dont elle est séparée par un point rétréci. Elle s'ouvre, dans la variété péritonéo-vaginale, largement dans la vaginale, ou bien elle en est séparée par un troisième point rétréci situé au-dessus de la tête de l'épididyme.

Les points rétrécis, au nombre de deux ou de trois, suivant l'anomalie observée, sont disposés de la façon suivante : 1° un rétrécissement au niveau de l'abouchement du canal dans le péritoine *(rétrécissement fibreux du fascia transversalis)*; 2° un rétrécissement au niveau de l'orifice inguinal inférieur; 3° un rétrécissement au niveau de la terminaison du canal funiculaire dans la vaginale.

On est encore loin de s'entendre sur la formation du canal peritonéo-vaginal el de la vaginale. J'ai dit que cette dernière était formée par un diverticule péritonéal entraîné par le testicule. Mais, dès 1890, Bramann écrit dans les *Arch. F. Klin-Chir.* « *La migration testiculaire et le procès vaginal ne doivent pas être regardés comme des processus s'influençant réciproquement, mais comme des processus indépendants l'un de l'autre, mais soumis aux mêmes conditions.* » On peut réunir un certain nombre de faits pathologiques à l'appui de l'indépendance des deux formations. Cloquet a vu les culs de sac péritonéaux descendre dans les bourses d'un homme dont les deux testicules étaient dans l'abdomen. Dupuytren *(Leçons cliniques 1834, tome IV. p. 448)* admet la possibilité d'hydrocèles scrotales dans des ectopies inguinales et même abdominales. M. Tuffier a disséqué un fœtus de 4 mois présentant une vaginale préformée. M. Broca a observé un cadavre de 40 ans présentant une vaginale, allant jusqu'au fond du scrotum, avec un testicule en ectopie crurale. Il a encore trouvé, coexistant avec une ectopie abdominale supérieure, un prolongement séreux descendant jusque dans le scrotum rudimentaire.

La théorie de l'existence de la vaginale indépendante de la progression du testicule est appuyée d'ailleurs par le prolongement séreux analogue de la femme *canal de Nuck*, qu'ont démontré les dissections de MM. Broca et Beurnier.

Ces préliminaires étant établis, on comprendra ce qu'il faut entendre par hernie congénitale.

J'ai tenu à séparer les hernies congénitales des hernies de l'enfance. Ces dernières sont presque toujours congénitales — je dis presque toujours — car on connaît plusieurs cas de hernies de l'enfance ayant un sac péritonéal distinct et où le conduit vagino-péritonéal avait disparu (obs. de Demeaux, de Giraldès, de Morel-Lavallée). Mais toutes les hernies congénitales ne sont pas des hernies de l'enfance. Et puis les hernies de l'enfance doivent être examinées à des points de vue tous particuliers, au point de vue de la cure radicale. On rencontre souvent des jeunes gens de 15 à 25 ans, atteints de hernies récentes et qui se sont produites dans le canal péritonéo-vaginal non oblitéré. Dans l'enfance ou la première adolescence, ni l'intestin, ni l'épiploon n'ont pénétré dans le canal. Ce qui est congénital ce n'est pas la hernie, c'est le sac qui préexistait à la hernie. « Il faut adapter le mot congénital, moins à la hernie, simple accident consécutif, qu'au vice de conformation qui y prédispose : la non oblitération du conduit vagino-péritonéal. » (Durel. Th. Agrég. 1883). La hernie congénitale est la hernie qui a pour sac le canal vagino-péritonéal.

Les hernies congénitales peuvent être : 1° *vaginales testiculaires*; 2° *funiculaires*; 3° *inguino-interstitielles*. Dans le premier cas l'intestin vient se mettre en contact avec le testicule ; dans le second, il s'arrête au niveau du cordon, à une certaine distance de la glande ; dans le troisième il ne dépasse pas l'enceinte du canal inguinal.

Je crois que la plupart des hernies de l'adolescence sont congénitales. Je ne veux pas dire que chez les jeunes gens on n'observe jamais des hernies communes, mais elles sont plus rares que les hernies congénitales. Le jeune homme n'est pas un hernieux malgré sa hernie. Ses muscles de l'abdomen sont fermes et résistants, son ventre est plat, son trajet inguinal est bien conformé, à peine un peu dilaté. Si le jeune homme a une hernie c'est qu'il était au préalable porteur d'une malformation anatomique, la persistance du canal péritonéo-vaginal. La suppression de ce canal, suivie de la suture des piliers, amènera une guérison certaine.

Faut-il opérer des hernies congénitales simples ? Les opinions sont variables.

« Je tiens à prouver, dit M. Berger, que la guérison par les bandages, ou même la guérison spontanée des hernies congénitales simples, est une *règle* qui ne comporte pas d'exceptions, tout au moins avant la 15° année ».

Qu'il est loin de l'opinion de M. Champonnière. « Je ne saurais admettre, avec M. Berger, l'extrême facilité de la guérison par les bandages des hernies même congénitales. Nous admettons tous la possibilité de cette guérison. Nous en avons tous observé des cas. Mais au lieu de constituer une règle, *ces cas sont l'exception.* »

Sans accepter une de ces opinions diamétralement opposées, il est évident que l'on trouve un grand nombre de hernies datant de l'enfance que le bandage n'a pas guéries. Pour M. Richelot, ce sont surtout ces hernies des jeunes gens qu'il faut opérer, et voici les raisons qu'il en donne : « L'indication est formelle parce que l'opération peut se faire sans mutilation, *véritable restituo ad integrum*, parce que l'âge des sujets, le peu d'altération des tissus, leur développement ultérieur après la restauration des parties, donnent ici mieux que jamais, l'assurance d'une guérison définitive. Je demande qu'on opère les jeunes, les adolescents, ceux qui vont se livrer à des travaux actifs, exercer leurs fonctions génitales, exposer leurs testicules. »

La cure radicale, dans ces conditions, est absolument bénigne, les récidives exceptionnelles ; ces considérations, en présence de la nécessité du port continuel d'un bandage et de la possibilité d'accidents (on sait que la hernie congénitale s'étrangle facilement) devraient faire proposer l'opération à tous les jeunes gens atteints de hernie. Je reviendrai là-dessus à propos de certaines conditions sociales où peuvent se trouver les jeunes hernieux et qui constituent de nouvelles indications.

Si cependant quelques auteurs n'acceptent qu'avec certaines réserves l'intervention dans les cas de hernies congénitales simples, il est une variété de hernie congénitale pour laquelle tous les chirurgiens l'acceptent : je veux parler des *hernies compliquées d'ectopie testiculaire inguinale.*

Le testicule ectopié venant compliquer une hernie peut occuper des situations diverses. Il peut se rencontrer soit au pli génito-crural (*ectopie génito-crurale*), soit plus bas, vers l'ischion (*ectopie périnéale*).

L'ectopie la plus fréquente est le résultat d'une migration incomplète du testicule. Il peut s'arrêter vers la racine des bourses et une hernie peut descendre en avant et plus bas que lui. S'il est retenu au-dessous de l'anneau externe, la hernie ne dépasse pas souvent le trajet inguinal et reste à l'état de hernie intra-inguinale. Dans ces cas, sous la moindre pression, le testicule remonte avec une très grande facilité dans le trajet inguinal. L'ectopie abdominale elle-même peut être compliquée de hernie. (Cloquet Malgaigne, Curling, Huecke).

Mais « de toutes les variétés d'ectopies, il n'en est pas qui donne plus fréquemment naissance à des hernies, ni à des hernies plus complexes que l'*ectopie inguinale* dans laquelle le testicule se trouve retenu dans le trajet inguinal. On peut voir la hernie pénétrant dans le trajet inguinal, s'y étaler en entourant l'organe mâle d'une sorte de renflement, puis sortir par l'anneau inguinal externe et descendre plus ou moins bas dans le scrotum. » (Berger).

D'autres fois, l'intestin reste séparé du testicule ectopié par suite de l'oblitération partielle ou complète du canal vagino-péritonéal.

Parfois encore, l'orifice inguinal inférieur étant plus ou moins rétréci, comme cela arrive souvent avec l'ectopie testiculaire (Tillaux), l'intestin ne le franchit pas, reste dans le canal « obstinément retenu à l'aîne. » (*Hernie inguinale interstitielle vraie*).

Le plus souvent, le testicule est situé en arrière des viscères herniés, mais il peut aussi faire partie de la paroi antérieure du sac. (Tillaux, Monod et Terrillon).

A quelles particularités peut donner lieu l'ectopie inguinale ? A des modifications anatomiques du testicule et à divers troubles fonctionnels et à des accidents.

(a) *Les modifications anatomiques* que peut subir le testicule ectopié ont une grande importance.

« Il est hors de doute aujourd'hui que le testicule qui n'a pas effectué sa migration complète ne fonctionne plus comme à l'état normal. A une seule exception près (cas de Beigel) en effet, l'absence des spermatozoïdes dans le liquide éjaculé a été constatée chez tous les individus atteints d'ectopie bilatérale. L'examen post mortem, soit des canaux spermatiques, soit de la vésicule séminale correspondante chez l'homme et chez les animaux monorchides a toujours donné un résultat semblable. » (Godart, Goubaux et Follin, Monod et Terrillon).

Ce trouble physiologique est en rapport avec une modification de structure que subit le testicule ectopié et qui a été d'abord décrite par Follin et Goubaux. A la longue il subit une transformation fibreuse ou une transformation graisseuse s'accompagnant d'une diminution de volume très appréciable. MM. Monod et Terrillon ont trouvé des spermatozoïdes dans le testicule ectopié d'un jeune homme de 20 ans. L'examen de deux pièces venant de sujets ayant dépassé la quarantaine (1) a été absolument négatif. On peut donc conclure que le testicule d'abord sain ou à peine diminué de volume, subit une atrophie lente, graduelle et uniforme. Cette atrophie porte surtout sur l'élément épithélial et paraît résulter de la rétraction fibreuse de l'élément conjonctif de la glande.

Si les deux testicules sont ectopiés, on comprend la grande importance de ces données. Si un seul testicule est ectopié et que l'autre soit atteint d'orchite ourlienne, par exemple, et d'atrophie, on voit combien sont sérieuses les conséquences de cette situation anormale du testicule. L'infécondité des sujets atteints d'ectopie bilatérale est la règle.

(1) MONOD et ARTHAUD. *Archives générales de Médecine*, 1887.

Récemment, un malade, de M. Championnière, dans cette situation, avait trois enfants. Mais cela ne prouve rien, car son sperme fut trouvé stérile ! Les appétits sexuels sont en général conservés. L'éjaculation a lieu, mais la semence est inféconde. Chez d'autres, l'impuissance est complète.

Le testicule ectopié présente encore comme particularité d'être *prédisposé à la dégénérescence maligne*. Le cancer du testicule ectopié est fréquent. Ce fait rentre dans la loi générale qui veut que tout organe ectopié, exposé à des causes d'irritation chronique ou à des traumatismes répétés soit prédisposé au cancer. MM. Monod et Terrillon attribuent, dans cet ordre d'idées, une influence réelle au bandage appliqué par erreur sur un testicule ectopié. Le cancer du testicule ectopié est sept fois plus fréquent que celui du testicule descendu dans les bourses (Schadel). Il peut se développer à tout âge, mais surtout chez les jeunes sujets.

Le testicule ectopié enfin peut présenter les mêmes affections inflammatoires que s'il était normalement placé.

(b). Jusqu'à la puberté, l'ectopie testiculaire est peu gênante. A l'adolescence, le testicule augmente de volume et la loge qu'il occupe le gêne dans ce développement. De là une certaine compression de la glande amenant de la douleur, une pesanteur et une tension insolites réveillées souvent par la marche ou des efforts violents. Au bout d'un certain temps le tout rentre dans l'ordre et « l'organe, à moins d'évènements nouveaux, demeure silencieux le reste de la vie » (Monod et Terrillon). D'autres fois, au contraire, la douleur s'exaspère. La moindre pression et les mouvements sont insupportables, à tel point que les malades demandent la castration.

Mais il est des cas où le tableau clinique présente des allures toutes différentes. Brusquement éclatent des accidents rappelant l'étranglement herniaire et l'obstruction intestinale pouvant se terminer par la mort.

Ces accidents sont dus ou à une orchite du testicule ectopié, ou à son étranglement dans un orifice fibreux de la paroi abdominale, ou à l'étranglement de l'intestin lui-même, ou bien enfin à une torsion du cordon, qui amène une gangrène véritable du testicule.

Dans le premier cas, il peut y avoir péritonite par propagation ; dans le second, il s'agit de pseudo-étranglement ou de *péritonisme de Gubler*, avec paralysie réflexe de l'intestin.

L'étranglement de l'intestin accompagne souvent l'ectopie inguinale.

Il siège le plus souvent au niveau de l'orifice profond du canal, ou bien au niveau des interstices musculaires dans lesquels s'engage l'intestin. D'autres fois enfin le testicule est lui-même l'agent de l'étranglement.

« Le pronostic est sérieux comme dans toute hernie étranglée. On sait de plus que les hernies qui accompagnent l'ectopie sont habituellement vaginales, variété qui offre souvent une gravité spéciale. Celle-ci paraît due, soit à la grande longueur de l'intestin hernié (Trélat), soit à l'étendue des désordres qui nécessitent le débridement en particulier dans la hernie inguino-interstitielle (Tillaux), soit enfin à ce que ces hernies sont habituellement intestinales (Chassaignac). On peut assurer que l'étranglement est souvent serré et la marche des accidents rapides. » (Monod et Terrillon).

Les accidents et les particularités que présentent les hernies compliquées d'ectopie testiculaire dictent la conduite à tenir. C'est la présence du testicule dans le canal qui attire surtout l'attention des chirurgiens.

Gosselin (1) conseille de ne pas maintenir cette variété de hernie dans l'enfance pour ne pas froisser le testicule. A partir de l'âge de 6 ans, il ne faut plus s'occuper que de la hernie si le testicule n'a pas dépassé le trajet inguinal. Il faut repousser dans le ventre le testicule non descendu et tâcher de guérir par le bandage la hernie de l'enfant. Cette conduite était adoptée par la généralité des chirurgiens, et Follin et Duplay (2) pouvaient écrire : « La cryptorchidie inguinale compliquée de hernie est souvent une infirmité incurable exigeant le repos et d'excessives précautions. » F. Hardie, (3) en Angleterre, en 1889, ayant à traiter une ectopie inguinale douloureuse refoule le testicule dans le ventre.

Actuellement, cette conduite n'est suivie par personne. Le testicule en ectopie abdominale ne se développe pas mieux qu'en ectopie inguinale. Tous les efforts doivent tendre à l'abaisser dans les bourses et à le maintenir dans sa situation normale.

Je ne veux pas parler des bandages que l'on s'est ingénié à fabriquer pour ne pas froisser la glande. Il y a là une indication d'opérer le plus tôt possible. Plus les ectopies sont rapidement opérées, plus la descente

(1) Gosselin : *Cliniques de la charité* tome III p. 397.
(2) FOLLIN et DUPLAY. *Pathol Est.* tome VII p. 364.
(3) HARDIE *Médic. Chronicle* 1888-1889 p. 240.

se fait facilement et meilleur est le résultat. Nous verrons, plus loin à propos des hernies de l'enfance depuis quel âge il faut opérer. Je ne vois pas trop les raisons sérieuses que l'on pourrait invoquer contre l'opération précoce.

Mais ce qui est admis, sans conteste par tout le monde, c'est que, quand on constate, chez un jeune homme ou un adolescent, une ectopie coexistant avec une hernie, l'opération ne doit pas être différée. L'ectopie crée une menace permanente d'accidents les plus sérieux. D'autre part le testicule s'atrophie. L'opération seule peut y remédier. —

Nous verrons à l'occasion de l'opération des hernies inguinales congénitales, les avantages qu'en retirera le malade.

3° HERNIES DE L'ENFANCE

Les hernies ombilicales doivent chez l'enfant être traitées par le bandage. (V. opér. de la h. ombilicale).

Quant aux hernies inguinales il était de règle de ne pas les opérer en dehors de tout accident. Les auteurs donnaient comme limite de l'intervention, les uns 13 ans, les autres de 6 à 7 ans. D'autres admettaient l'opération quand le bandage n'arrêtait pas l'augmentation de volume de la hernie. L'ouvrage tout récent de M. Felizet (1) est venu révolutionner les idées régnantes. M. Felizet publie dans son ouvrage 105 observations d'enfants opérés de 7 mois à 15 ans. Une seule fois l'enfant a succombé par suite d'un accident opératoire (arrachement du sac à la fin de sa dissection). Les résultats éloignés sont tels que la cure radicale doit être pratiquée chez les enfants, mais avec certaines réserves que M. Felizet fait d'ailleurs lui-même.

Il est évident que le bandage guérit très souvent chez l'enfant les hernies inguinales. Mais il est un certain nombre de hernies dans lesquelles le bandage ne peut avoir aucune action utile. Ce sont celles qui s'accompagnent de trajets mal conformés. Pour celles-là, à priori, on peut affirmer que le bandage échouera et on est en droit de proposer d'emblée la cure radicale.

(1) FELIZET. *Hernies Inguinales de l'Enfance*, Paris 1894.

M. Felizet ayant eu son attention attirée sur l'état anatomique des piliers des petits hernieux, a relevé sur 85 cas :

18 Trajets parfaits,   soit 21 o/o
15 Trajets médiocres, soit 17 o/o
52 Trajets mauvais,   soit 61 o/o

M. Felizet appelle *parfaits* des trajets dont l'orifice externe admettant l'exrémité de l'index « présente des piliers à bords épais et solides, vibrant l'un et l'autre sous le doigt et le serrant énergiquement pendant l'effort. »

Il appelle *médiocres* des trajets à orifice externe large et dont les piliers sont minces et peu résistants. Leur bord libre est tranchant. Ils ne vibrent pas et sont peu tendus. Pendant les cris ou l'effort que fait l'enfant couché pour se relever, ils se rapprochent et s'appliquent sur le doigt, mais sans le serrer comme dans les bons trajets. En outre, dans le voisinage de l'anneau, l'aponévrose du grand oblique est molle et présente des éraillures filant plus ou moins loin.

Les mauvais trajets sont constitués par un véritable arrêt de développement de la région. Ce sont des *malformations* dans la véritable acception du mot. Ils présentent *trois types*..

(a) *Le pilier externe fait défaut.* Parfois c'est une simple lamelle celluleuse qui passe sous le cordon et se rend à l'épine du pubis ; ou bien il manque dans sa totalité ou dans sa partie interne seulement. Le pilier interne a son volume et sa consistance de l'état normal. « Avec une telle disposition, la baie herniaire ne se ferme jamais et même, pendant l'effort brusque, l'ouverture en demeure toujours considérable. Elle conserve surtout la disposition d'une sorte de cadre ovale, dont la forme est visiblement incompatible avec toute possibilité d'occlusion spontanée ultérieure. » L'absence de pilier externe est la malformation de beaucoup la plus fréquente. Sur 52 cas de trajets mauvais, M. Felizet l'a constatée 35 fois, soit 68 fois pour 100.

(b) *Le pilier interne est lui-même aussi mal venu ;*

(c) *Le pilier externe et le pilier interne font défaut tous les deux.* « En dehors du muscle droit antérieur et au dessus de l'arcade de Fallope, il existe une ouverture triangulaire à angles arrondis, admettant aisément deux doigts et livrant passage à une hernie généralement volumineuse. »

C'est de ces dispositions anatomiques variables que dépendent les indications de la cure radicale chez l'enfant.

Il suffit, pour s'en rendre compte, de connaître les conditions physiologiques qui amènent l'oblitération du canal péritonéo-vaginal où se produit la presque totalité des hernies de l'enfance « cette occlusion est le résultat d'une inflammation subaiguë, plastique, adhésive de la séreuse. » (Felizet). L'inflammation ou plutôt l'irritation prouvée par l'existence d'hydrocèles fréquentes du canal péritonéo-vaginal et des rétrécissements dont j'ai parlé plus haut, est sous l'influence du traumatisme.

Qand l'enfant crie, tousse, fait des efforts, le trajet inguinal et surtout son orifice interne se resserrent, se ferment même — comme le prouve l'examen — amenant une striction plus ou moins énergique du canal péritonéo-vaginal. De là un petit traumatisme produisant une irritation légère de la séreuse dont le résultat est son oblitération. Cette striction manque par le fait de l'imperfection des piliers et de la béance de l'orifice. « Pas de striction, à peine une médiocre pression du pilier interne (si le pilier externe fait défaut) qui dans l'effort s'abaisse contre l'arcade de Fallope, pression insuffisante dans tous les cas pour provoquer le travail irritatif nécessaire à l'adhésion des surfaces séreuses : oblitération impossible par conséquent ». C'est donc sur l'état des piliers que le chirurgien se guide pour poser les indications du mode de traitement à suivre chez l'enfant.

Quand, examinant un petit hernieux, et faisant pénétrer l'index dans le trajet on l'en retire, « le doigt reçoit l'impression d'un mouvement particulier spécial à un grand nombre de hernies infantiles ; je veux parler d'un véritable *pincement* produit par les deux piliers qui se rapprochent l'un de l'autre pendant l'effort de la toux. Il y a pincement véritable quand les deux piliers existent ; il y a simplement pression de haut en bas si, comme la chose est fréquente, le pilier externe manquant, le pilier interne pèse sur le doigt, puis entre l'arcade de Fallope et lui. La constatation de ce signe important fournit d'emblée un renseignement précieux sur l'efficacité probable de tel ou tel mode de traitement. » (Felizet).

Une hernie intestinale simple, avec un trajet bien conformé, avec des piliers suffisants, peut guérir par le port d'un bandage bien fait. Le bandage supplée la boutonnière insuffisante et diminue par la pression incessante le travail irritatif dont j'ai parlé. Il peut même diminuer la baie herniaire un peu trop large et amener par suite une guérison définitive. Son application efficace est, il est vrai, presque impossible chez les tout petits. L'inamovibilité du bandage est une condition indispensable du succès, et dans la première année, la pelote abandonne très aisément l'orifice externe du canal inguinal. Toute hernie qui disparaît pendant cette période, guérit spontanément.

Entre la fin de la première et la troisième année, l'application des bandages est relativement facile. Mais il faut le faire porter *nuit et jour* et le maintenir, à l'exemple de M. Felizet, à l'aide d'un spica ouaté fait très soigneusement. A partir de la quatrième année, si, *après deux ans de bandage*, on n'a obtenu aucune amélioration, on sera autorisé à intervenir. Si on amène au chirurgien un enfant de 4 ans, qui n'a jamais été soigné, avec une hernie présentant un bon trajet, faut-il proposer l'opération immédiate ? Je ne le crois pas. A cet âge on pourra encore obtenir la guérison avec le port continuel d'un bandage. Mais la servitude du bandage est peut-être « *pire que l'infirmité elle-même* » et les parents eux-mêmes finissent par demander au chirurgien d'intervenir.

La question est toute différente quand il s'agit de petits hernieux présentant de mauvais orifices.

« Il y a en effet des hernies, et elles sont nombreuses, que le bandage ne guérit pas, que le bandage ne peut pas guérir. Pour celles-là, nous n'avons pas même besoin de l'essayer ; nous voyons tout de suite que le succès est impossible ; ce sont les hernies par malformation du trajet inguinal. Pour elles, c'est perdre son temps que de tenter l'épreuve du bandage : c'est l'opération radicale qu'il faut proposer d'emblée ». (Felizet p. 186). Dans ces cas, en effet, le bandage ne peut être qu'un appareil palliatif, qu'un appareil de contention. Il ne peut amener l'occlusion du canal péritonéo-vaginal.

Quand l'orifice du canal inguinal est très large, le bandage est encore inutile.

Le bandage ne guérira pas davantage l'épiplocèle adhérente ou non adhérente. Quand on fait précéder l'application du bandage de la réduction de la hernie, on n'obtient, s'il s'agit de l'épiploon, qu'une réduction illusoire. Elle est difficile même pendant l'opération. Formant une petite frange molle et glissante, on ne peut arriver à réduire l'épiploon qu'avec de grandes difficultés.

La hernie intestinale partiellement réductible est souvent chez l'enfant une *hernie de cœcum* et de l'*appendice*. Le gros intestin se réduit et l'appendice reste fixé dans le sac.

La présence d'un kyste adventice au niveau du collet herniaire empêche l'application du bandage et devient une indication de l'intervention.

L'ectopie inguinale est une contre-indication absolue au port du bandage, si on ne peut abaisser la glande au-dessous de l'orifice inguinal. La hernie augmentant de volume pousse le testicule devant lui et la situation est simplifiée. J'ai dit plus haut les raisons qui militent en faveur de la cure radicale précoce de la hernie compliquée d'ectopie.

Les hernies, qui réapparaissent sept ou huit ans après une guérison apparente, doivent être opérées ; le bandage ne donnera alors que des guérisons incertaines et suspectes.

Ces indications de la cure radicale chez l'enfant ne soulèvent guère de contradictions. Là où les discussions commencent, c'est quand il s'agit de fixer l'âge où l'intervention doit être faite. M. Felizet et, avec lui quelques chirurgiens anglais et américains, opèrent même les tout petits, dès la première année. Il s'appuie sur les faits, sur les résultats définitifs excellents que donne alors la cure radicale. « Chez l'enfant le succès est, on peut le dire, la règle, grâce à la puissante vitalité des tissus qui se reconstituent dans la position que l'art leur impose, grâce à l'élasticité des ouvertures qui se referment, des charpentes qui se restaurent, grâce surtout à ce grand mouvement de la croissance, qui stimule l'activité des réparations et en fait disparaître jusqu'aux traces, sous le riche développement des organes et des tissus, dont le corps est le siège pendant les premières années de la vie. »

Telles sont les raisons que M. Felizet met en avant pour justifier la cure radicale de l'enfance. Me conformant à ces idées, j'ai opéré sept enfants atteints de hernies inguinales. L'opération est facile et rapide. Les résultats définitifs sont excellents. Les petits sont complètement débarrassés de leur infirmité et la région présente une solidité certaine.

4° HERNIES DOULOUREUSES

Les hernies irréductibles et incoercibles, les hernies congénitales avec ectopie sont le plus souvent douloureuses. Mais il existe des *hernies douloureuses*, sans qu'il soit possible de dire exactement pourquoi les patients ne peuvent supporter aucune pression. » (Championnière). J'ai observé de nombreux malades dans cette situation, et un d'entre eux, refusant l'opération, a dû changer de métier. Un autre, un jeune homme, souffrait dès qu'il était levé. J'ai pratiqué, avec les docteurs Garat et Toussaint, une cure radicale chez une jeune fille atteinte de hernie inguinale gauche très douloureuse, produisant des symptômes nerveux, de l'amaigrissement et des troubles dyspeptiques. Rien n'expliquait ces accidents qui ont complètement disparu depuis l'opération.

Pour M. Championnière, l'adhérence de l'épiploon au collet de la hernie est très souvent la cause de ces phénomènes douloureux.

Il existe deux variétés de hernies qui rentrent dans la catégorie des hernies douloureuses : *la hernie de l'ovaire* et *la hernie épigastrique ou sus-ombilicale*.

L'ovaire se rencontre surtout dans les hernies inguinales (88 inguinales, 14 crurales, Puech). Il y est seul ou accompagné de la trompe ou de l'une des cornes de l'utérus bifide. Il peut être normal ou *atteint d'altérations pathologiques diverses* dont la plus fréquente est la dégénérescence scléro-kystique. La pression exercée sur l'ovaire hernié y est très douloureuse, surtout au moment des règles, où la tumeur augmente de volume. Le port d'un bandage est impossible. Donc, dès qu'une hernie de l'ovaire sera reconnue, il faudra l'opérer et se comporter vis-à-vis de l'ovaire suivant les lésions dont il est atteint.

La hernie épigastrique ou sus-ombilicale siège sur la partie de la ligne blanche qui va de l'ombilic à l'appendice xyphoïde, tantôt sur la ligne médiane, tantôt un peu latéralement et plus souvent à droite qu'à gauche. Cette hernie comprend deux variétés : *la hernie épigastrique proprement dite et la hernie graisseuse*. Dans la première il y a un prolongement péritonéal contenant parfois de l'épiploon et de l'intestin. La seconde est un simple lipome herniaire. La sortie se fait par une des éraillures agrandies de la ligne blanche que l'on sent très nettement quand on a réduit la hernie.

Ce qu'il y a de remarquable dans ces hernies souvent insignifiantes comme dimension, c'est l'intensité des phénomènes fonctionnels : douleurs gastralgiques violentes avec troubles dyspeptiques et vomissements conduisant à l'amaigrissement et à l'hypocondrie. De là quelques erreurs de diagnostic dont le malade supporte tous les frais, car il ne guérira que si la hernie est traitée. Ces troubles gastriques avaient fait admettre, depuis Garengeot, Pipelet, Cooper, que ces hernies contenaient souvent de l'estomac, et qu'il s'agissait de *gastrocèles*. C'est là un fait exceptionnel dont on ne connaît que les cas de Nélaton et de Despres. D'ailleurs la présence de l'intestin, de l'estomac ou de l'épiploon n'est nullement nécessaire pour provoquer ces troubles gastriques. On les observe dans les simples hernies graisseuses.

Ces hernies graisseuses épigastriques m'amènent à parler d'une autre variété de hernie graisseuse douloureuse qu'on observe à la région crurale.

Il s'agit d'une petite tumeur formée par la graisse sous-péritonéale, douloureuse et irréductible, dépassant rarement le volume d'une noix, et que l'on prend pour un ganglion tuméfié, occupant le pli de l'aine au siège de la hernie crurale. A la partie profonde de ce lipome pré-herniaire est un diverticule du péritoine formant un sac déshabité. Ce lipome doit être opéré. Le diverticule du péritoine sera ligaturé. La tumeur est gênante et l'opération, très simple, amène une guérison certaine.

5° Hernies de Force

On sait que Malgaigne avait divisé les hernies en *hernies de force* et *hernies de faiblesse*.

Les premières sont celles qui se produisent brusquement à la suite d'une grande violence ou d'efforts répétés exigés par les professions laborieuses, amenant un accroissement de la pression intra-abdominale. Ce sont le plus souvent des *hernies de la jeunesse*. Le canal et les orifices sont un peu dilatés, et sous l'influence des poussées successives produites par les efforts, l'intestin et l'épiploon viennent forcer les orifices *affaiblis*. Il existe parfois une amorce à la hernie produite par l'*infundibulum péritonéal* au niveau de l'orifice supérieur du canal inguinal. J'ai déjà dit que les hernies de force sont souvent congénitales, se faisant dans un sac préexistant, *le canal péritonéo-vaginal*. Elles existent cependant en dehors de toute malformation antérieure et on peut parfois faire le diagnostic des hernies communes et des hernies congénitales.

Les hernies congénitales se produisent plus brusquement que les hernies communes. Elles arrivent presque d'un seul coup à leur volume maximum. Quand la hernie congénitale est vaginale, le testicule est compris dans le sac et l'intestin descend en avant et plus bas que lui. Dans la hernie commune, on peut toujours arriver à séparer le testicule des parties herniées au dessous desquelles il est situé.

La forme n'est pas moins caractéristique. Piriforme dans sa partie scrotale, elle se rétrécit un peu au niveau du grand oblique, puis se dilate dans le canal inguinal, soulève ce canal et forme ainsi une tumeur ovoïde dans le sens de l'arcade de Fallope. Pendant l'opération, à l'ouverture du sac, certains caractères démontrent la congénialité de la hernie : présence du testicule dans la hernie, présence de diaphragmes annulaires, minces, tranchants, la saillie du canal déférent dans le sac où il semble disposé comme un tendon dans sa gaîne séreuse.

Les orifices sont peu dilatés et admettent deux doigts tout au plus.

Les considérations qui m'ont fait adopter la cure radicale pour les hernies congénitales, même simples, sont les mêmes qui me font admettre que les hernies de force sont justiciables de la cure radicale. Tout comme dans la hernie congénitale, le ventre est plat, les muscles sont résistants, les orifices en assez bon état. On peut prétendre à la *restitutio ad integrum* et à la suppression complète du bandage après l'opération.

6° HERNIES DE FAIBLESSE

Il en est tout autrement pour les hernies de faiblesse. Les efforts et les prédispositions congénitales ne jouent ici aucun rôle. La multiplicité des hernies, leurs apparitions successives, la forme du ventre en besace ou à triple saillie, la grande dilatation des orifices herniaires, l'accroissement lent et graduel de la hernie, le peu de résistance de la paroi abdominale prouvent que c'est à la faiblesse de la paroi et au manque de contention des viscères que sont dues ces hernies. Ici « la hernie est une maladie et non pas un accident ». (Kingdon). Chez les sujets qui en sont atteints, tout démontre que la force de résistance des parois abdominales au niveau des zones herniaires est diminuée, tandis que la réaction des viscères contre elle est accrue, probablement par le fait de ce relâchement de leurs attaches, de cette sorte d'entéroptose qu'a si bien étudiée Lockwood » (Berger). Ces hernies se montrent de préférence chez les sujets d'un certain âge, mais elles peuvent se rencontrer avant la trentième année.

On comprend que dans ces conditions la cure radicale ne donne que des résultats médiocres. La multiplicité des hernies est une contre-indication à l'intervention. Sur un hernieux dont tout le système musculo-aponévrotique des parois abdominales est relâché, les sutures des orifices tiennent mal. La reconstitution des plans anatomiques étant aussi bien faite que possible, quand le hernieux reprendra ses occupations la même faiblesse de la paroi existant, la récidive aura des chances de se produire.

Il y a d'ailleurs, pour poser les indications de la cure radicale, des cas où on ne peut donner de règles fixes et, dans quelques cas, la distinction absolue entre les hernies de force et les hernies de faiblesse est très difficile.

Si chez un hernieux présentant une hernie volumineuse de faiblesse, on se décide à intervenir à cause de la très grande gêne qu'il en éprouve ou de la difficulté de contention, l'opération sera seulement palliative. Le malade devra être prévenu de la nécessité de port d'un bandage après l'opération et de la possibilité de la récidive même avec un bandage.

7° Conditions tenant a l'age des Hernieux et a leur Situation sociale

L'âge des hernieux doit être pris en considération ; si les hernies des enfants, des adolescents et des jeunes gens sont un terrain favorable à la cure radicale, il n'en est pas de même des hernieux âgés. Chez ceux-ci le relâchement des parois rend le résultat définitif incertain. On ne peut cependant indiquer un âge fixe après lequel il faut s'abstenir. *D'une façon générale*, on doit être sobre de la cure radicale chez les sujets ayant dépassé la quarantaine. Mais que d'exceptions à cette règle ! Ne voit-on pas quelquefois des hernieux, ayant à peine dépassé la trentaine, obèses, à parois mauvaises, à orifices très larges chez lesquels la cure radicale donnera des résultats moins bons que chez des sujets plus âgés chez lesquels la paroi est solide, les muscles résistants et les orifices moins dilatés ? A ce point de vue, le volume de la hernie est également à considérer. C'est là une affaire de tact chirurgical, d'impression de résistance des sujets.

Quelques hernieux âgés dont la hernie, malgré le bandage, tend à augmenter de volume, sous l'influence de la toux ou de l'emphysème, peuvent grandement bénéficier d'une cure radicale judicieusement faite.

La situation sociale des hernieux mérite également d'être examinée. Les ouvriers gênés par leur hernie et qui sont, par le fait de cette hernie, obligés de s'abstenir de tout travail, doivent être opérés.

Les jeunes gens qui entrent dans la vie, qui auront à déployer leur activité de toutes les façons, et qui ont dans leur hernie une source de dangers et d'ennuis, bénéficieront aussi de la cure radicale.

Une raison morale pour opérer les jeunes gens avant leur vingtième année est la *nécessité où tout le monde se trouve d'être soldat*. La hernie est presque toujours une cause de réforme. Après la cure radicale *on est souvent bon pour le service*. M. Championnière en a vu des exemples. Je connais un jeune homme qui a été incorporé après la cure radicale d'une hernie volumineuse.

La hernie peut en outre mettre les jeunes gens qui s'y destinent *dans l'impossibilité d'entrer dans les écoles militaires..* On a vu souvent des candidats admis pour toutes les épreuves et réformés pour une hernie à leur entrée à l'école. Ils ont été opérés, et au concours suivant, ils ont été définitivement admis.

La question du mariage a son importance. « J'ai opéré plusieurs sujets uniquement parce que, devant se marier, ils voulaient se présenter sans bandage, et j'ai réussi à les placer dans ces conditions. Par contre, il n'y a pas bien longtemps, j'ai vu un jeune homme porteur d'une grosse hernie inguinale que je devais opérer pour lui permettre de se marier. Son médecin l'a détourné de se laisser opérer et, par suite, de se marier en lui communiquant sa terreur de l'opération. » (Championnière).

8° CONDITIONS TENANT AU SEXE

« Enfin, il faut mettre au nombre des opérations qu'imposent les causes d'ordre moral celles à faire *chez les jeunes filles*. J'estime qu'on ne devrait jamais laisser persister une hernie chez une jeune fille. Le port d'un bandage la déprécie d'une façon terrible, la décourage. La situation d'une jeune fille affectée de hernie est, en vérité, particulièrement cruelle et on peut ajouter à cela que sa hernie est souvent douloureuse. En outre, son avenir de femme la rend menaçante. Ajoutez à cela que ces hernies des jeunes filles donnent des résultats très satisfaisants, très faciles à maintenir sans bandage, et il ne subsiste aucune raison qui justifie le refus de la cure radicale à cette catégorie très nombreuse et très intéressante de hernieux. Une fois opérée, elle est, moins que l'homme, exposée à la récidive par efforts violents et répétés. » (Championnière).

INDICATIONS & CONTRE-INDICATIONS
DE LA CURE RADICALE

Les indications et les contre-indications de la cure radicale découlent de ce qui vient d'être dit dans les chapitres précédents.

L'état général des hernieux, leur âge, l'état des poumons, du cœur, des reins, devront toujours être l'objet d'un examen minutieux. Les réserves que peut donner le résultat de cette investigation étant admises, on peut conclure de la façon suivante :

(a) *Doivent être opérées* :

1° Les hernies irréductibles ;
2° Les hernies congénitales avec ectopie testiculaire ;
3° Les hernies congénitales simples chez les jeunes sujets ;
4° Les hernies des enfants dont les orifices sont mal conformés ; celles que le bandage ne guérit pas, après deux ans d'aplication méthodique ;
5° Les hernies douloureuses ;
6° Les hernies de force chez les jeunes gens (à cause de leur métier, du service militaire, etc.) ;
7° Les hernies de faiblesse quand elles sont gênantes et augmentent de volume malgré le bandage ;
8° Les hernies des jeunes filles.

(b) *Ne doivent pas être opérées* :

1° Les hernies des sujets dont la paroi est mauvaise et sans résistance ;
2° Les hernies multiples (sauf la double hernie inguinale dans certaines conditions) ;
3° Les hernies des enfants dont les orifices sont bien conformés sans essai préalable du bandage ;
4° Les éventrations véritables ;
5° Les hernies des personnes âgées et des vieillards.

Il me reste à examiner une question : *celle de la cure radicale après kélotomie pour étranglement*. La cure radicale doit être faite quand la réduction des viscères sera possible. Il faut s'abstenir dans les hernies étranglées des personnes trop âgées ou très déprimées par leur étranglement. Dans ce cas, il faut s'en tenir au minimum d'intervention. Toute prolongation de l'opération assombrit dans ces cas le pronostic déjà peu brillant de la kélotomie.

MANUEL OPÉRATOIRE

SOINS PRÉLIMINAIRES. — ANESTHÉSIE. — INSTRUMENTS. — FILS A LIGATURES

Le malade sera purgé et mis au régime lacté exclusif la veille de l'opération. L'opération sera toujours remise si le malade tousse et a une bronchite même très large. On rasera et on savonnera le champ opératoire que l'on enveloppera de compresses sublimées, recouvertes d'un morceau de taffetas gommé. Avant l'opération, on savonnera de nouveau la région et on la lavera à l'alcool ou à l'éther et au sublimé. Des compresses stérilisées par l'ébullition protègeront la plaie, les mains de l'opérateur et les instruments de tout contact suspect.

Faut-il anesthésier les malades pour la cure radicale ? On peut se contenter de cocaïner les hernies simples et peu volumineuses. Mon maître, M. Reclus, fait la plupart des cures radicales avec l'anesthésie locale. J'en ai fait également un certain nombre et l'opération est parfaitement supportée. Quant aux kélotomies pour hernies étranglées suivies de cure radicale, je me sers de cocaïne. Si cependant on a affaire à une hernie volumineuse peu ou mal contenue, si l'on croit que l'opération sera longue, il est préférable de chloroformer ou d'éthériser les malades.

Je n'ai pas à faire ici la technique de la cocaïnisation dans l'opération de la cure radicale. On se rappellera que l'enveloppe fibreuse de la hernie et les plans aponévrotiques de la paroi sont très sensibles, que la dissection du sac doit se faire après badigeonnage à la cocaïne de sa face interne, et que la ligature du collet est assez douloureuse pour nécessiter une injection de cocaïne à son niveau. La cocaïne a l'avantage, si la hernie est vide, de permettre au malade, en faisant un effort, de faire sortir les viscères, ce qui facilite l'opération.

Depuis quelque temps, j'ai complètement abandonné le chloroforme pour l'éther. Ce dernier anesthésique me paraît bien supérieur. La rapidité de l'anesthésie, *l'absence presque complète d'accidents*, le peu de surveillance nécessaire, sauf de la respiration, la tolérance des malades pour l'éther, la facilité du réveil ont beaucoup frappé et convaincu mes confrères, déjà nombreux, qui ont assisté à des éthérisations.

Les Instruments, pour la cure radicale, sont ceux de toute opération de chirurgie générale auxquels on ajoutera des aiguilles de Hagedorn n° 3, très commodes pour les sutures du trajet herniaire, et un porte-fil mousse pour la ligature du sac et de l'épiploon. M. Championnière se sert en outre de petits ciseaux fins pour la dissection du sac, et de clamps écarteurs qui, placés sur les lèvres de la plaie, écartent les parties superficielles par leur propre poids.

Les fils à suture et à ligature sont les mêmes que pour toute opération. Pour la suture du trajet et la ligature des vaisseaux qui donnent encore à la fin de l'opération, après forcipressure, les uns se servent de soie aseptique, les autres de catgut. Je considère la soie comme bien inférieure au catgut. La soie la mieux préparée, étuvée à 140, pendant 1/2 heure, donne quelquefois des abcès immédiats ou des abcès tardifs, un temps assez long après l'opération, et qui aboutissent à l'expulsion du fil. Avec un bon catgut, on évite ces petits accidents qui compromettent la perfection de l'opération. Pour les sutures du trajet et pour les sutures profondes en surjet que je fais afin de combler ainsi la place qu'occupait la hernie, je me sers de catgut. Je le prépare toujours de la façon suivante : Des cordes à boyaux de différentes grosseurs sont passées à l'éther jusqu'à ce qu'elles soient dégraissées, puis à l'étuve à 140 pendant 1/2 heure. Je les conserve dans de l'essence de baies de genévrier et je prends ce qui est nécessaire à une opération pour le mettre dans l'alcool à 90° Pour la suture de la peau, je me sers de crins de Florence.

OPÉRATION PROPREMENT DITE

Je n'ai nullement l'intention de décrire tous les procédés opératoires mis en usage pour la cure radicale. Ce serait faire une compilation fastidieuse, et il me semble plus utile de décrire l'opération de la cure radicale en général et de prendre ensuite pour les diverses variétés de hernies le procédé qui a donné les meilleurs résultats.

1º Opération de la Cure Radicale en Général

Vers quel but doit tendre toute radicale ? Supprimer ou réduire les viscères herniés, supprimer le sac et le plan glissant sur lequel se produit la hernie et fermer, en recherchant la cicatrice la plus solide, le trajet herniaire à travers la paroi abdominale. Pour atteindre ce but, toute opération de cure radicale comprend les temps suivants :

1º Incision de la peau et des plans superficiels ;

2º Ouverture du sac ;

3º Réduction de l'intestin. Résection de l'épiploon ;

4º Dissection du sac seul, de l'enveloppe péritonéale seule, et cela aussi haut que possible. Ligature du collet de la hernie très haut. Résection du sac ;

5º Suture du trajet herniaire ;

6º Sutures superficielles.

1º *Incision.* — L'incision de la peau et des plans superficiels se fait suivant le grand axe de la tumeur herniaire. Elle doit être assez étendue pour que l'on puisse manœuvrer à l'aise, bien voir tout ce que l'on fait, le plus loin possible des régions qui pourraient l'infecter et remonter sur la paroi abdominale. L'hémostase sera faite au fur et à mesure que l'on avance. On aura à inciser divers plans cellulo-fibreux qui peuvent faire croire quelquefois que l'on est sur le sac.

2º *Ouverture du sac.* — Les plans superficiels incisés, on arrive sur la face externe du sac qu'on reconnaîtra à son aspect fibreux. C'est le fascia transversalis qui double le péritoine dans les hernies du bas-ventre. Quand la hernie est habitée ou qu'elle est volumineuse, la recherche du sac est facile. Mais il en est autrement quand il s'agit d'une petite hernie non habitée et dont les viscères sont réduits. On trouve alors rapidement le sac, en se portant d'emblée vers l'orifice herniaire. Cette recherche est encore facilitée par l'incision du trajet que font aujourd'hui beaucoup de chirurgiens.

Le sac est ouvert avec précaution, perpendiculairement à un pli fait à l'aide de deux pinces, ou bien en se servant de la pince à disséquer et de la sonde cannelée. On veille aux adhérences qui pourraient exister entre les viscères et la face interne du sac. *On reconnaît que le sac est ouvert à l'aspect lisse de sa face interne.* L'ouverture d'abord petite est agrandie largement aux ciseaux, l'index protégeant les parties herniées et dirigeant la pointe.

Quelques chirurgiens disséquent le sac et le séparent des parties voisines sans l'ouvrir. Je crois, en m'appuyant sur ce que j'ai vu et sur les nombreuses opérations que j'ai faites, que c'est là une mauvaise manœuvre. On augmente les difficultés opératoires. Si on laisse le péritoine doublé de quelque couche adventice, le suintement sanguin est abondant, la région du cordon est périlleuse. Le sac étant au contraire ouvert, la dissection de l'enveloppe séreuse se fait beaucoup plus facilement. Agir autrement, c'est chercher la difficulté, prolonger l'opération, se créer des ennuis.

3° Réduction de l'intestin. — Résection de l'épiploon. — Le sac étant ouvert et largement incisé, on borde ses lèvres d'une série de pinces hémostatiques qui servent de point de repère et on s'occupe du contenu de la hernie. Si l'intestin et l'épiploon n'ont pas été réduits au préalable, s'ils se trouvent encore dans la hernie, il faut *réduire l'intestin et réséquer l'épiploon.*

La réduction de l'intestin est des plus faciles quand la hernie n'est pas volumineuse ou adhérente. Une pression régulière et systématique suffit pour le faire rentrer.

Dans le cas de hernie volumineuse, les difficultés de réduction peuvent être grandes et la malaxation de l'intestin que l'on est obligé de faire pour le réduire n'est pas sans présenter quelque gravité. Il faut quelquefois s'armer de patience pour atteindre le but, quand toute réduction d'un bout de l'anse herniée, s'accompagne d'une sortie équivalente de l'autre bout de l'intestin. Dans ces cas difficiles, on se trouve très bien de la position inclinée de Tredelenburg.

Les adhérences intestinales, très rares heureusement, constituent une complication sérieuse. Elles doivent être disséquées avec le plus grand soin. Elles peuvent être lâches, simplement celluleuses, mais elles peuvent être beaucoup plus solides. Il est des cas où l'intestin fait corps avec le sac ; leur séparation présente les plus grandes difficultés. L'intestin pourra alors être ouvert pendant cette dissection pour laquelle il ne faut s'aider que du bistouri. J'ai vu une fois, pendant mon Internat, dans une hernie volumineuse et adhérente, ne pas pouvoir distinguer les plans sur lesquels on se trouvait et pénétrer d'emblée dans l'intestin. Rien absolument n'avait pu faire prévoir cet accident au chirurgien éminent que j'assistais.

Parfois ces adhérences intestinales sont surtout accusées au niveau du collet, là où précisément doit porter l'action de la cure radicale, et s'étendent assez loin dans le ventre. Pour triompher de cette disposition qui empêcherait toute réduction, même après libération de tout le reste de l'anse herniée, on peut être obligé de fendre très haut la paroi abdominale, de faire une laparotomie, de rechercher dans l'abdomen l'endroit où l'anse devient libre et de la disséquer de haut en bas.

L'épiploon sera toujours réséqué, quand on le trouve dans une hernie. Quelques chirurgiens le réduisent quand il n'est pas trop volumineux ou ne réséquent que la partie herniée. Mais la très grande majorité suit l'exemple de M. Championnière qui attire en dehors tout l'épiploon possible et le réséque, même quand il n'y en a qu'une minime partie dans la hernie, *et cela systématiquement*. On soulage ainsi l'abdomen, on supprime un appel à la récidive, un organe qui aurait toujours tendance à venir frapper à la porte que l'on a fermée et à la forcer. « La conséquence de cette action (suppression de l'épiploon), dit M. Championnière, est de faire un vide favorable dans l'abdomen et d'éloigner de la région herniaire toute frange épiploïque restante. Le rôle que l'épiploon joue habituellement dans la récidive de la hernie ne peut être joué et nous augmentons les chances pour la persistance de la cure radicale ».

Quand il existe des adhérences de l'épiploon au collet ou au sac, elles seront détachées avec le plus grand soin. Si elles sont trop intimes, on sectionnera l'épiploon en laissant adhérentes au sac les parties qui y tiennent et on assure l'hémostase provisoire avec des pinces hémostatiques. On libère ensuite les adhérences qui tiennent au collet et qui gênent l'abaissement de l'épiploon. Ce dernier présente le plus souvent un aspect normal. Mais il peut être surchargé de graisse ; ou bien il est épaissi et induré par places. Ces modifications peuvent remonter jusqu'au colon transverse. Cet épaississement de l'épiploon peut donner lieu à certaines difficultés de réduction du pédicule de l'épiploon ligaturé.

L'épiploon étant attiré au dehors, on l'étale et on juge comment on le liera. La conduite à suivre variera suivant le volume qu'il présente. Les ligatures, au catgut ou à la soie, seront toujours posées avec les plus grandes précautions. Si l'épiploon est peu volumineux, il suffira de le transfixer au niveau de sa partie moyenne avec un fil double, ou avec un long fil chargé par son milieu. Les fils sont entrecroisés ; chacun prend la moitié correspondante de l'épiploon qui est énergiquement serrée. Jamais on ne fera la ligature de l'épiploon en masse quelque mince qu'il soit. Le frottement du pédicule sur le trajet herniaire peut alors la faire glisser facilement. De là la possibilité d'une hémorrhagie qui serait très grave.

Si l'épiplocèle est volumineuse il faut la diviser en plusieurs pédicules que l'on prend isolément dans des ligatures entre-croisées. Parfois même, si la résection de l'épiploon remonte très haut, au voisinage du gros intestin, il est utile, à l'exemple de M. Championnière, afin de ne pas gêner l'ampliation de l'estomac ou de l'intestin de le dédoubler et de lier isolément les deux feuillets.

Quand la ligature est posée on réséque l'épiploon au-dessous d'elle. L'hémostase est soigneusement vérifiée et s'il y a le moindre suintement au centre du pédicule, on posera quelques fils supplémentaires ou on l'étreindra en masse par une ligature de sûreté.

Dans la majorité des cas, un épiploon bien réséqué et bien libéré se réduit de lui-même et remonte plus ou moins haut dans l'abdomen. Mais s'il existe de ces modifications de l'épiploon dont je viens de parler, la réduction peut-être difficile. Si le pédicule lié est trop volumineux pour passer à travers l'orifice herniaire, on se trouve bien de lier isolément chacun des pédicules secondaires que l'on a formés et de les réduire successivement.

4° *Dissection du sac.* — *Ligature du collet.* — *Résection du sac.* — La destruction du sac et de l'infundibulum formé par le sac et le péritoine voisin de la hernie est la condition primordiale et essentielle de toute cure radicale. Elle doit se faire après la réduction des viscères. Sans cette destruction méthodique et réglée, la cure radicale n'est qu'une illusion. C'est pour la rendre complète, c'est pour faire porter la ligature du collet aussi haut que possible, que l'on fend souvent la paroi abdominale antérieure. Si on se contente de lier le collet un peu bas, on laisse en place un entonnoir, une dépression qui favoriseront la récidive de la hernie. En agissant plus haut, on fait disparaître cet infundibulum et le péritoine pariétal passe alors comme un voile sur l'orifice herniaire.

Les procédés qui ne suppriment pas le sac et dans lesquels on se contente, comme le faisaient jadis quelques chirurgiens (Terrillon et

Juilliard) de suturer le sac en capiton, simple amélioration du procédé de Wood, ou de suturer le sac à la Macewen, ne sont pas à conseiller.

La dissection du sac ne doit être faite, comme je l'ai déjà dit, qu'après son ouverture. « *Je ne conçois aucune opération de cure radicale sans ouverture du sac.* » (Championnière). Le sac étant ouvert, quelques pinces bordant chacune de ses lèvres, on place les doigts de la main gauche dans le sac, le pouce en dehors, et on saisit une des lèvres du sac entre le pouce et l'index. Avec une pince à disséquer on l'isole de toutes les couches périphériques et de tous les plans qui l'entourent. Il faut arriver à ne disséquer que le péritoine seul. « *Disséquez fin* », a dit, le premier, M. Richelot. Quand on a terminé sur une des lèvres du sac, on agit de même sur celle du côté opposé. La dissection étant ainsi *amorcée*, on continue tout autour du sac, agissant avec précaution, lentement, sans rien brusquer pour ne pas déchirer la mince enveloppe du sac. Si quelques tractus la reliant aux enveloppes voisines ne cèdent pas à la traction, on se sert pour les sectionner des ciseaux ou du bistouri.

Le sac étant séparé au niveau du fond et de sa partie moyenne, on se porte vers le collet et l'orifice herniaire. En ce point les difficultés peuvent augmenter. Sous l'influence du bandage, il se fait souvent un travail d'épaississement et d'induration qui rend les plans anatomiques adhérents entre eux. Les difficultés n'existent réellement que si des enveloppes autres que le sac sont comprises dans ce travail de séparation. Il faut agir avec prudence pour ne pas dilacérer le sac. On remonte à petits coups, et à mesure que l'on détache le sac, on tire sur lui : *disséquez et tirez doucement.* On ne tarde pas à apercevoir la graisse sous-péritonéale. Avec le doigt on sépare alors le péritoine pariétal de la paroi abdominale aussi haut que possible, et on continue à tirer. On pédiculise ainsi non seulement le sac, mais encore le péritoine pariétal voisin, et on place une ligature sur la partie la plus élevée de ce pédicule.

Mais ce travail de séparation du sac peut présenter certaines difficultés. Dans certains cas, *on n'est pas suffisamment sur l'enveloppe séreuse*. On se perd alors dans les enveloppes extérieures du sac. La dissection en est difficile et laborieuse. Au niveau du cordon, si on opère une hernie inguinale, on ouvre quelques vaisseaux et les difficultés sont sérieuses. L'hémorrhagie peut même être assez abondante et nécessiter de nombreuses pinces hémostatiques. Il n'en est pas ainsi si on se tient sur le péritoine. Dans une cure radicale, c'est à peine si on doit apercevoir le cordon. Parfois, même en suivant le précepte de disséquer fin, on peut tomber sur des adhérences intimes du péritoine aux parties voisines, et le sac aminci et friable se déchire facilement. Avec de la patience, on arrive toujours à vaincre ces difficultés.

Le sac étant disséqué aussi haut que possible et pédiculisé, il faut fermer le péritoine. On s'assure que l'intestin ne risque rien et on le maintient à distance à l'aide de l'index gauche introduit dans le ventre. On transfixe le pédicule avec une aiguille mousse dirigée par l'index et on la charge d'un long fil pris en son milieu. On entre-croise les deux fils et chaque anse saisit la moitié correspondante du pédicule. On peut encore se servir du nœud de Tait ou du nœud du meunier. On serre fortement, en s'assurant que l'intestin n'est pas pris dans la ligature, et on sectionne le sac au-dessous. Les deux chefs de chaque fil sont coupés. Quelques chirurgiens, à l'exemple de Barker, prennent un des fils de chaque anse, le passent à travers la paroi abdominale et les nouent ensemble de façon à fixer le pédicule contre la paroi et s'opposer à sa descente. Si on n'agit pas ainsi, on voit après la section des fils, le pédicule disparaître et remonter dans le ventre où il peut être à peine senti au bout du doigt.

5° *Suture du Trajet herniaire.* — Ce temps de l'opération a une importance aussi grande que le précédent. Comme le dit M. Championnière, « la deuxième condition fondamentale de la cure radicale, c'est la production d'une barrière de la région où était située la hernie, barrière solide, puissante, contre laquelle les viscères puissent venir battre sans inconvénient. Cette barrière, cette surface dure, homogène, doit occuper toute la région herniaire, et, s'il se peut, une région plus étendue que celle où l'on rencontrait le canal de la hernie. »

On a beaucoup discuté sur l'opportunité de l'occlusion de l'orifice herniaire, sur le peu de tendance qu'a le tissu fibreux à fusionner, à faire un tissu de cicatrice. Ce qui est certain, c'est que les résultats de la cure radicale démontrent que les cas où on n'a pas suturé le trajet donnent des résultats éloignés inférieurs à ceux où on a minutieusement suturé le trajet. « Ce ne sont pas les piliers seuls (1), rubans fibreux de l'aponévrose d'insertion du grand oblique, que la suture saisit et accole ; la suture comprend aussi, avec le tissu cellulaire que la dissection du cordon a laissé disponible, les lamelles des interstices, des muscles, de l'aponévrose

---

(1) FELIZET. *Loc. cit.* p. 279.

d'enveloppe, et même du fascia superficialis. Tout cela rapproché et agglomèré, se gonfle, prolifère, fait masse et se fond dans le tissu fibreux proprement dit, lequel est à son tour, plus tardivement, le siège d'une évolution histologique analogue. »

Pour arriver à fermer le trajet, on a conseillé bien des choses : autoplastie, bouchon d'épiploon ou des débris de sac. On a même été jusqu'à faire suppurer le trajet pour augmenter la solidité de la cicatrice. Les réunions seules par première intention présentent de la solidité. Comme je l'ai déjà dit, l'absence de suppuration est la première condition de toute cure radicale, et j'ai pu m'assurer sur des malades opérés par divers chirurgiens, que quand il y avait eu récidive, la plaie avait souvent suppuré.

Le meilleur moyen de fermer le trajet herniaire, c'est de l'oblitérer par des sutures profondes au catgut fort, étagées de haut en bas, tout le long de la paroi. Je décrirai, à propos de l'opération de chaque variété de hernie, le procédé différent mis en usage pour cette suture profonde.

On comble, en outre, par des sutures profondes en surjet, la place laissée vide par la réduction de la hernie et la résection du sac. On rapproche ainsi les différents plans fibreux de la région, on supprime tout suintement sanguin et on rend le drainage inutile.

Quand on ne prend pas la précaution d'agir ainsi, faut-il drainer une plaie de cure radicale ? Si l'opération a été simple, si la dissection du sac s'est faite presque à sec, si l'opération terminée et la plaie asséchée, aucun suintement ne persiste, on peut se passer de drainage. Dans le cas contraire, il est prudent de drainer. Sinon le sang s'accumulera, un hématome se produira, et la guérison sera retardée de quelques jours. En outre les micro-organismes qui peuvent être déposés dans la plaie pendant une opération aussi longue, trouveront dans ce sang un milieu très favorable à leur développement, et la suppuration pourrra se produire.

6° *Sutures superficielles* — Les unes sont profondes et rapprochent les tissus, les autres superficielles affrontent les bords de l'incision cutanée.

Il me faut maintenant décrire les modifications et les points spéciaux que comportent les procédés appliqués aux variétés de hernies les plus communes : *hernie inguinale, hernie crurale, hernie ombilicale.* Je terminerai par quelques variétés de hernies plus rares que les précédentes.

Avant d'aborder cette étude, voyons *le pansement, les suites opératoires et les soins consécutifs de toute cure radicale*.

PANSEMENT. — SUITES OPÉRATOIRES. — SOINS CONSÉCUTIFS.

Le pansement sera aussi simple que possible : gaze salolée ou iodoformée, quelques épaisseurs de coton hydrophile et une bande. Il sera fortement serré et aussi occlusif que possible. Les plaies des hernies inguinales et crurales seront mises à l'abri de l'urine par un taffetas gommé placé sous la bande, (la verge passant à travers un trou fait à ce taffetas). J'ai l'habitude de mettre quelques compresses de toiles pliées en plusieurs doubles, faisant une épaisseur suffisante au-dessus de la ouate, sur la région exacte de l'incision. La constriction de la bande est ainsi plus efficace.

Les suites opératoires sont le plus souvent très simples. Pas la moindre élévation de température *si on n'a pas fait de faute contre l'antisepsie*. A peine un peu de douleur du côté de la plaie. Le pouls ne présente rien d'anormal. Quelquefois, on peut observer, le soir de l'opération et les deux ou trois premiers jours, de la *rétention d'urine* qui nécessite le cathétérisme.

Après un jour de diète lactée, on peut commencer à alimenter légèrement les malades. A partir du 4ᵉ ou du 5ᵉ jour l'alimentation normale pourra être presque toujours autorisée.

Les selles et l'émission des gaz seront seules à surveiller. On peut en effet observer du ballonnement et de la constipation — même de la parésie intestinale légère. Une sonde rectale, quelques lavements, de l'huile de ricin feront rapidement disparaître ce petit incident et donneront au malade un bien-être très apprécié après quelques heures d'inquiétude.

Si le 3ᵉ ou 4ᵉ jour le malade n'a pas encore été à la garde-robe, — la constipation est très fréquente après la cure radicale — il sera utile de lui administrer un lavement laxatif ou un purgatif. La régularisation des selles devra toujours attirer l'attention du chirurgien.

Du 8ᵉ au 10ᵉ jour, au premier pansement, les sutures seront enlevées, le drain supprimé et un deuxième pansement sera appliqué jusqu'à la guérison complète. Ce second pansement sera laissé en place jusqu'au 15° ou 20° jour. Il pourra consister simplement en une couche de lint enduit de vaseline boriquée recouvert de ouate, le tout maintenu par une bande.

Les opérés garderont le lit au moins pendant un mois. Nous examinerons plus loin la question du bandage port-opératoire.

On peut parfois observer un épanchement sanguin des bourses à la suite d'un grand décollement nécessité par la dissection d'un sac volumineux. Le drainage méthodique dans ce cas rend cette complication très rare.

Toute faute contre l'antisepsie amènera une suppuration plus ou moins étendue, des décollements, des phlegmons des bourses. Ce sont là des ennuis sérieux, *mais dont le chirurgien est responsable.*

Il y a cependant quelques cas où il ne doit pas être accusé. C'est quand le malade indocile défait ou déplace son pansement et met ainsi la plaie à nue, quand il passe la main sous le pansement et touche à la plaie. Ce sont là des choses malheureusement fréquentes. J'ai opéré il y a quelque temps un ouvrier d'une hernie très volumineuse, ou plutôt d'une éventration inguinale. Les suites immédiates furent très simples. Revenant voir mon opéré le 10° jour je le trouve sans pansement — dans la saleté — la plaie à découvert, et urinant sur elle. De là une suppuration assez abondante dont le malade guérit. Mais la hernie récidiva. Je reviendrai plus loin sur ce cas. C'est la seule opération de cure radicale, que j'ai faite, qui ait suppuré.

(a). — Opération de la Hernie Inguinale

C'est la cure radicale que l'on est appelé à faire le plus souvent.

L'incision doit être très élevée. Elle est abdominale plutôt que scrotale. C'est d'elle que dépend une bonne opération. Je la fais toujours se terminer au niveau du pédicule des bourses, un peu plus bas que l'orifice inférieur de l'anneau et de là remonter à 10 ou 12 centimètres, obliquement en haut et en dehors, se rapprochant de la verticale un peu plus que le trajet inguinal. Toute incision faite sur le scrotum est défectueuse et amène une opération incomplète.

L'hémostase achevée, on recherche les piliers qui bordent la hernie. Il

— 48 —

faut qu'ils soient bien mis à nu, ainsi que l'aponévrose du grand oblique, à la sonde cannelée, en effondrant tout le tissu cellulaire qui cache l'orifice superficiel du canal inguinal. Quand celui-ci est mis à découvert, ses bords peuvent être facilement saisis avec une pince ou chargés sur une sonde.

A ce moment, la conduite à tenir varie suivant le procédé que l'on adopte.

Si l'on respecte la paroi antérieure du canal inguinal, comme le font encore quelques chirurgiens, on va à la recherche du sac dans le voisinage de l'orifice inguinal. Cette recherche, comme nous l'avons vu, peut être rendue difficile par la vacuité du sac et sa petitesse. En se portant vers l'orifice inguinal superficiel, en disséquant à la sonde cannelée, les divers plans cellulo-fibreux de la région, on arrive sur une membrane fibreuse et épaisse qu'on reconnaît pour être le sac. En faisant une incision à cette membrane, on arrive sur le sac proprement dit, et dès qu'il sera ouvert, l'aspect lisse du péritoine, et la facilité avec laquelle une sonde cannelée pénètre dans le ventre montrent que l'on est en bonne voie.

Pendant la dissection du sac, le cordon sera soigneusement surveillé, surtout au niveau du collet. On veillera également à ne pas le prendre dans la ligature du pédicule. Le sac, étant disséqué haut et fermé par une ligature entre-croisée, sera réséqué au-dessous.

La suture du trajet inguinal se fait de la manière suivante : L'index gauche étant profondément introduit dans le trajet et protégeant le cordon, une aiguille de Hagedorn n° 3, chargée d'un fort catgut, prend la paroi abdominale au voisinage de l'orifice inguinal profond, passe au-dessus du doigt qui la dirige et reprend la paroi abdominale aussi loin que possible. L'anse de catgut est serrée. La paroi abdominale est ainsi rétrécie. On place au-dessous du précédent un fil qui resserre la partie supérieure du canal inguinal et la rétrécit. On continue ainsi de haut en bas, resserrant le canal inguinal à mesure que l'on descend. On rétrécit également l'orifice inguinal, de façon à laisser libre seulement le passage du cordon.

La place qu'occupait la hernie est oblitérée par un surjet, et l'opération est terminée par la suture cutanée avec ou sans drainage.

Mais ce procédé de cure radicale est peu suivi et la plupart des chirurgiens, pour faciliter la dissection élevée du sac, *sectionnent la paroi antérieure du canal inguinal.*

Incision de la paroi antérieure — Après dégagement de l'orifice inguinal, on introduit une sonde cannelée dans le trajet inguinal, en rasant la face profonde de l'aponévrose du grand oblique, entre elle et le sac, suivant la direction du canal. La cannelure est tournée en haut et l'aponévrose est incisée sur la sonde à une hauteur de 4 ou 5 centimètres, au delà de l'orifice inguinal profond. A ce moment on repère les bords de l'aponévrose incisée avec des pinces hémostatiques ou des pinces à griffes qu'on laisse en place jusqu'à la restauration de la paroi antérieure. Sans cette précaution, les bords se rétractent et échappent facilement. Mon collègue Blaise dit que M. Berger « emploie fréquemment le petit artifice suivant : au lieu d'inciser sur la sonde cannelée depuis le pavillon vers l'extrémité, il porte le bistouri de suite sur la partie moyenne de la sonde, et sectionne le tendon à ce niveau sur une longueur de 15 à 20 millimètres ; les deux lèvres s'écartent, la boutonnière baille et il est facile d'en saisir les bords ; on achève ensuite de fendre ce qui reste sur la sonde. » (1)

Le bord inférieur du petit oblique et du transverse qui recouvre le pédicule de la hernie est récliné par un écarteur.

La section et la paroi antérieure est très avantageuse. MM. Championnière, Bassini, Berger, en sont des partisans convaincus. Les adversaires disent : un tendon suturé est toujours plus faible qu'un tendon intact et la dissection du sac peut se faire aussi haut sans cette incision.

La première objection n'est pas fondée. M. Delbet a disséqué un sujet auquel M. Championnière avait fait une cure radicale ancienne, avec section du tendon du grand oblique. « M. Delbet a trouvé les deux piliers réunis l'un à l'autre par un tissu fibreux solide, d'apparence cicatricielle, sur toute l'étendue où ils avaient été suturés. » (Blaise). En outre, si la hernie est volumineuse, la paroi est distendue et élargie. En la sectionnant et en la suturant, on peut, par des sutures appropriées, rétrécir et tendre à volonté la paroi abdominale. « Ainsi donc, non

(1) BLAISE. *Cure radicale de la hernie inguinale de l'adulte.* Thèse, Paris, 1894.

seulement le procédé n'affaiblit pas la paroi, mais en permettant de la rétrécir, il lui donne une nouvelle solidité. »

La possibilité de disséquer suffisamment le sac n'est pas mieux fondée. Ou, sans la section, on fera une opération incomplète, ou, si la dissection est suffisante, c'est que l'orifice est très élargi, et c'est précisément alors qu'il faut rétrécir la paroi. C'est, comme nous l'avons vu, du côté du collet, que siègent les principales difficultés opératoires. La section de la paroi antérieure facilite les manœuvres qui permettent de triompher des dispositions plus ou moins compliquées qui existent au niveau du collet.

Enfin, la section de la paroi antérieure permet la restauration de la paroi postérieure du canal inguinal par le procédé de Bassini.

Le canal inguinal étant ouvert, l'opération se fera suivant les préceptes indiqués plus haut. La dissection du sac sera facilitée. Les viscères réduits, le sac lié et réséqué, son pédicule fixé à la paroi abdominale par le procédé de Barker, il faut restaurer le canal inguinal. Les uns se contentent de suturer la paroi antérieure sectionnée, à l'exemple de M. Championnière ; les autres restaurent en outre la paroi postérieure du canal inguinal, à l'exemple de Bassini.

Restauration de la paroi antérieure. — La restauration de la paroi antérieure consiste à unir par des joints séparés les deux lèvres de la section. On se sert d'une aiguille courbe et les points sont distants de 6 à 8 millim. On saisit les lèvres de la plaie loin des bords de la section, de façon à ce que, les fils étant serrés, la paroi soit tendue. On fait des sutures sur l'orifice inguinal jusqu'à ce qu'il soit juste suffisant pour laisser passer le cordon.

Mais, à l'exemple de M. Championnière et de M. Le Dentu, il est préférable de suturer la paroi antérieure de la manière suivante : M. Championnière, pour tendre davantage la paroi, « dispose les fils de façon à faire glisser l'une sur l'autre les deux lèvres de la fente du canal inguinal. » Pour cela, on passe un fil comme s'il s'agissait d'une suture simple, on prend un des chefs du fil, et on pique du même côté à 1 cent. plus bas, on ressort sur l'autre lèvre et on lie transversalement. On fait, somme toute, une suture en ⌐. En resserrant les fils ainsi passés, on fait chevaucher les deux lèvres de la section l'une sur l'autre. Quelques points de suture superficiels séparés achèvent l'affrontement.

Il est nécessaire de ne pas trop rapprocher les points en ⌐ que l'on étage de haut en bas. Sinon on peut observer un sphacèle aseptique des bords suturés avec leur élimination, et les suites opératoires sont un peu moins simples.

Restauration de la paroi postérieure. (Procédé de Bassini). Quelques chirurgiens, avant de restaurer la paroi antérieure du canal sectionnée, restaurent également la paroi postérieure de la manière suivante — après les temps préliminaires. —

On commence par écarter le cordon, après l'avoir isolé dans toute sa portion funiculaire. La place étant nette et la paroi postérieure ou du moins ce qui en reste bien à découvert, on explore du doigt la situation des vaisseaux iliaques externes et des vaisseaux épigastriques. Ces derniers sont d'ailleurs toujours pris dans la suture.

On va ensuite avec l'index gauche accrocher la lèvre postérieure de l'arcade crurale. Cette lèvre répond à la bandelette ilio-pubienne. Elle est parfois réduite à quelques fibres seulement et elle n'est pas sensible ; dans ces cas, l'index accroche une duplicature de la lèvre antérieure. L'aiguille mousse et courbe non armée de fil et maniée de la main droite embroche les fibres que soulève l'index gauche. Il est capital que la pointe mousse de l'aiguille ne quitte pas un instant l'extrémité de ce doigt indicateur, sous peine d'aller perforer l'artère ou la veine iliaques externes. L'arcade ou une portion de l'arcade est donc chargée. La main gauche armée d'une pince à disséquer se porte en dedans vers le bord du muscle grand droit, et saisit *le tendon conjoint* et tout ce qu'on trouve de tissu fibreux refoulé en ce point par la hernie ; elle attire le tout en dehors à la rencontre du bec de l'aiguille mousse qui embroche tous les tissus d'arrière en avant. On passe alors un fil de soie solide ou de catgut au travers du chas de l'aiguille qu'on retire ensuite. Le premier point de suture est ainsi posé. C'est ce premier point que subira le plus de tiraillements. Le fil devra donc être assez gros et il ne faudra pas craindre de prendre une bonne portion d'arcade et une bonne portion du tendon conjoint, voire même le bord du muscle droit si c'est nécessaire. Il doit être placé haut et cela d'autant plus que l'orifice inguinal profond est plus élargi ou le cordon plus petit ; il ferme en bas et rétrécit l'orifice. Il est immédiatement au-dessous du cordon qui se réfléchira sur lui. Les autres points de suture se font de la même manière à une distance de 6 à 8 mil. Leur nombre total est de 5 à 7. Les points sont séparés.

Quand la restauration est achevée, on a devant les yeux un plan parfaitement tendu et qui ne se déprime pas sous la pression du doigt. L'orifice inguinal profond ne laisse plus passer que le cordon. On se rend bien compte alors de la résistance que peut présenter cette barrière à la poussée abdominale.

Le cordon est remis en place et on procède à la restauration de la paroi antérieure comme dans le procédé de Championnière.

Puis on pratique un surjet des plans profonds de la hernie et on suture.

En résumé, les temps opératoires de toute cure radicale de la hernie inguinale, sont les suivants :

Incision de la peau.

Recherche et dégagement des piliers et de l'orifice inguinal superficiel.

Ouverture du sac, réduction des viscères, dissection du sac et ligature du collet.

Suture du trajet inguinal.

Sutures profondes et sutures superficielles ou bien, — après la découverte de l'orifice inguinal — section de la paroi antérieure du canal inguinal, suture du sac etc.

Restauration de la paroi antérieure combinée ou non à la restauration de la paroi postérieure.

Y a-t-il des indications spéciales au procédé de Championnière ou au procédé de Bassini ? Il est évident que c'est ce dernier qui répare le mieux les déformations du trajet inguinal dues à la hernie. Dans les petites hernies, simples, le procédé de Championnière peut être suffisant. Il faut cependant reconnaître que ce qui convient aux cas compliqués est encore supérieur dans les cas simples.

Tels sont les principes de l'opération de la hernie inguinale vulgaire. Voyons les indications spéciales que fournissent les variétés suivantes de la hernie inguinale :

1° Très grosses hernies inguinales. — 2° Petites hernies inguinales. — 3° Hernies du gros intestin. — 4° Hernies inguinales doubles. — 5° Hernies congénitales. — 6° Hernies de l'enfance. — 7° Hernie avec cystocèle. — 8° Coexistence de la hernie avec l'hydrocèle et le varicocèle. — 9° Hernies de la femme.

1° *Très grosses hernies inguinales.* — Le plus souvent ce sont des mauvais cas. Il faut prévenir tout accroissement exagéré de la hernie plutôt que de tenter sa guérison. C'est à l'effondrement de la paroi abdominale qu'est dû le mauvais résultat obtenu dans les très grosses hernies. Il faut redoubler de précautions et recourir au procédé de Bassini.

2° *Petites hernies inguinales.* — Ces petites hernies, souvent douloureuses, sont celles qui donnent évidemment les meilleurs résultats. Elles ne présentent d'autres particularités que d'avoir un sac dont la recherche est quelquefois difficile.

3° *Hernies du gros intestin.* — Les hernies du gros intestin entrent dans la catégorie des *hernies adhérentes par glissement.* Si le gros intestin est entouré de toutes parts par le sac, on le réduira facilement et on traitera le sac comme dans toute hernie.

Mais il est des fois où le sac n'existe qu'à la partie antérieure de l'anse herniée du gros intestin. Il peut contenir de l'épiploon ou de l'intestin grêle que l'on traitera comme s'il s'agissait d'une hernie commune. Le gros intestin est en rapport par sa paroi postérieure avec le tissu cellulaire de la région herniaire. Le décollement du sac sur la face antérieure du gros intestin est possible. La réduction de l'intestin est difficile ; elle se fait par refoulement dans le tissu cellulaire de la fosse iliaque. « Deux procédés sont applicables : on peut décoller complètement le sac et l'intestin des parties voisines, et pour cela, au niveau où le gros intestin est en rapport direct avec le tissu cellulaire, il faut agir plutôt par décollement, en soulevant avec l'intestin ses vaisseaux qui cheminent dans le tissu cellulaire voisin ; une fois cette dissection complètement achevée jusqu'à l'orifice herniaire on peut rentrer la hernie et traiter ce qui reste du sac au dehors comme d'ordinaire. Mais dans certains cas, cette dissection du sac n'est pas possible dans toute son étendue, soit à cause des adhérences avec les parties voisines, soit à cause des rapports immédiats avec les éléments du cordon et la vaginale, par exemple, dans les hernies congénitales. Dans ces cas, on pourrait circonscrire l'intestin par une incision, suivant son contour sur la séreuse du sac, relever l'intestin comme dans le cas précédent, l'isoler avec ses vaisseaux, le réduire et fermer le trajet herniaire, en suturant ce qui reste de séreuse à ce niveau. » (Boiffin).

Quoiqu'il en soit les hernies du gros intestin irréductibles constituent un mauvais terrain pour la cure radicale. Le bandage sera presque toujours nécessaire après l'opération pour tâcher de prévenir la récidive.

4° *Hernies inguinales doubles.* — J'ai dit, aux Indications et contre-Indications, que la multiplicité des hernies était une contre-indication à l'opération. Il faut faire exception pour la double hernie inguinale, dans certaines conditions. Quand la hernie inguinale est bilatérale, ce fait peut être dû à un relâchement de la paroi abdominale. Il est préférable alors de s'abstenir. Mais les hernies bilatérales, surtout les congénitales, peuvent s'accompagner d'une certaine résistance de la paroi, d'orifices relativement peu dilatés. L'opération n'est pas alors contre-indiquée et pourra même donner de très bons résultats. On peut opérer les deux hernies dans la même séance, à moins que les hernies soient trop volumineuses, ce qui entraînerait à une opération trop longue.

Les opérés de hernies inguinales doubles devront le plus souvent porter un bandage.

5° *Hernie inguinale congénitale.* — L'opération de la hernie congénitale est absolument identique à celle de la hernie commune quand la vaginale est indépendante du conduit péritonéo-funiculaire. Le sac est plus adhérent aux éléments du cordon, mais la dissection est toujours possible, bien que quelques auteurs aient prétendu le contraire. Ces éléments peuvent être dissociés tout autour du sac, ou bien ils sont accolés à sa face antérieure.

Ce qui me fait décrire à part l'opération de la hernie congénitale, c'est la disposition que peut occuper le testicule. La conduite à tenir varie alors suivant les cas et, si le testicule est ectopié, l'opération comporte en plus de la cure radicale, le traitement de l'ectopie testiculaire.

Supposons que nous soyons en présence d'une *hernie congénitale vaginale avec le testicule situé au niveau de la partie inférieure du sac.* Le manuel opératoire est des plus simples.

Le sac étant ouvert comme pour toute hernie inguinale, on se place à deux centimètres au-dessus du testicule. On saisit avec une pince à pression un des bords de l'incision du sac, et avec une pince à disséquer, on prend le tissu cellulaire le plus près de sa face externe. On décolle ainsi le feuillet pariétal de la séreuse. Le feuillet viscéral, celui qui entoure le cordon, se décolle et on le libère en passant entre lui et les vaisseaux ; section du sac avec les ciseaux. La vaginale est formée. On prend ensuite la partie supérieure du canal séreux, on le sépare du cordon et on dissèque le sac, comme pour les hernies communes.

La partie inférieure du sac qu'on laisse au niveau du testicule sert à faire une vaginale, à l'aide de quelques points de suture.

En résumé : formation d'une vaginale dont on entoure le testicule. — Règles ordinaires de la cure radicale des hernies inguinales communes pour le reste de l'opération.

Faut-il toujours conserver le testicule ? Quand il est très atrophié et que l'on opère des malades un peu âgés, on peut à la rigueur le supprimer. Mais chez un homme jeune, on ne doit jamais le sacrifier, même quand la glande est très atrophiée. Pourquoi la castration ? La cure radicale se fait tout aussi bien quand le testicule est conservé. En admettant qu'après l'opération, le testicule atrophié n'augmente pas de volume, ce n'est pas une raison pour le supprimer. Ce sera toujours une consolation pour l'opéré de croire à la présence de deux testicules utiles et féconds.

Conduite à tenir quand le testicule est ectopié. — La hernie étant réduite, le sac réséqué, sauf à sa partie inférieure qui servira à refaire une vaginale, et la ligature du collet étant placée aussi haut que possible, tous les efforts doivent tendre à faire descendre le testicule dans le scrotum. Supposons que le testicule soit en ectopie inguinale, que faut-il faire ?

En 1882, Kraske (1) déclarait la castration inévitable si le testicule en ectopie adhérait trop au sac. Albert (de Vienne) et Czerny (2) repoussaient la castration. Sonnemburg (de Berlin) déclare qu'il faut absolument conserver la glande séminale. A la Société de Chirurgie de Paris, en 1887, M. Richelot se prononce pour la conservation et cet avis fut partagé par MM. Championnière, Terrier, Berger et Lefort. M. Tuffier, en 1889, transfixa le testicule et l'albuginée par un fil de suture qu'il fixait dans le fond du scrotum (*orchidopexie*) (3). Depuis cette époque, cette question a suscité de nombreuses discussions et de nombreux travaux. Elle est actuellement résolue : (4) *Le testicule ne doit être supprimé que si toute descente est impossible en dehors du canal, ce qui rend la cure radicale imparfaite.*

(1) KRASKE : *Cure radicale des hernies*, 1888, p. 20.

(2) CZERNY : *Centr. f. Chir.*, 1883, 4.

(3) TUFFIER : *Gaz. des Hôp.*, 28 mars 1890.

(4) Voir CHAMPIONNIÈRE : *Loco cit.* BERGER, *Traité de Chir.*, tome VI. BEZANÇON, *Thèse doct.*, 1892.

Quand la cure radicale est terminée, on cherche à attirer le testicule en bas. Il est impossible d'y réussir d'emblée. Il faut dissocier les éléments du cordon réunis entre eux par les trousseaux fibreux parallèles aux vaisseaux et au canal déférent qui les relient ensemble et constituent un obstacle à la descente. Cette dissociation minutieuse doit se faire surtout avec le doigt et avec la pince. *Il faut conserver le plus de vaisseaux possible*, si on veut éviter l'atrophie testiculaire. Si le canal déférent est trop court (dans les cas tardivement opérés) et qu'il bride le testicule, l'opération aura peu de chances de réussir (Jalaguier). Dans d'autres cas, il est assez long et même flexueux (Curling) et la glande descend facilement. Il ne faut pas être trop exigeant et compter sur un cordon aussi long d'emblée que du côté sain (Championnière, Bezançon).

Il est nécessaire de faire dans le scrotum une place pour la glande. Il est fermé presque constamment à sa partie supérieure par une membrane cellulo-fibreuse qu'il faut effondrer ou sectionner. Quand le scrotum est dilaté avec le doigt, il est suffisant pour abriter la glande.

M. Tuffier, pour maintenir le testicule en place, le perfore de part en part avec un fil de soie qu'il fixe au scrotum. M. Jalaguier craignant que la présence du fil amène une certaine atrophie testiculaire a adopté la pratique suivante : Il retourne en doigt de gant les bourses à la place qu'on a creusée et traverse les couches profondes avec l'aiguille de Reverdin. Un fil de catgut ainsi fixé à la peau est passé par l'autre bout entre le testicule et la queue de l'épididyme. Le catgut se résorbe et l'adhérence entre la peau et le testicule est établie. Pendant la réfection du canal inguinal par des sutures, le testicule et le cordon sont fortement attirés en bas et on pratique quelquefois la suture de quelques vaisseaux spermatiques aux piliers.

Un empâtement post-opératoire très marqué du testicule et du cordon survient. Il disparaît au bout de deux ou trois mois et on s'aperçoit alors que le testicule est plus ou moins haut placé dans le scrotum. Plusieurs points importants sont à noter, comme résultats éloig˙'

Les *douleurs* parfois fort vives qui compliquent l'ectopie inguinale ont toujours disparu sauf dans un cas de Gérard-Marchant (1). La sensibilité du testicule à la pression est la même que celle du côté opposé, ce qui est en rapport avec son fonctionnement.

(1) GÉRARD-MARCHANT. Bull. et Mém. Soc. Chir. 1891.

La situation du testicule n'est pas uniforme, ce qui tient aux différences de longueur du cordon. C'est souvent dans un temps assez éloigné que l'on voit le cordon reprendre de la longueur, soit spontanément, soit à la suite de tractions faites méthodiquement. Dans quelques cas, le testicule reste au fond des bourses. Mais ce n'est pas la règle. Le plus souvent il est à mi-hauteur des bourses ou contre l'anneau. Les tractions, pressions, massage, complètent heureusement l'opération. Le scrotum est en général asymétrique.

Ce qu'il est important de noter, c'est *le volume du testicule opéré.* J'ai insisté plus haut sur l'atrophie qui atteint le testicule en ectopie inguinale. M. Monod a montré, à la Société de Chirurgie, un jeune homme opéré cinq ans auparavant, dont le testicule était à mi-hauteur des bourses et son volume était presque le même que celui du côté opposé. Les observations de la Thèse de Bezançon, assez anciennes pour que le résultat éloigné puisse être noté, montrent que 10 fois le testicule est égal à l'autre ou normal, que 11 fois il est un peu moins gros, que 1 fois il est plus petit, que 2 fois il est atrophié.

Cela prouve *qu'après l'opération le testicule tend à augmenter de volume et son atrophie à disparaître. Si celle-ci persiste, c'est que l'opération a été faite trop tard, et les lésions par suite irrémédiables.*

Tout ce que je viens de dire au sujet de la hernie compliquée d'ectopie s'adresse à l'ectopie simple sans hernie. Mais dans la majorité des cas, le canal vagino-péritonéal est ouvert au-dessus du testicule ectopié. Il peut être déshabité, d'où absence de hernie. Il peut aussi être fermé. (Richelot).

6° *Hernies de l'enfance.* — « La principale condition du succès dans la chirurgie des enfants, c'est la précision et la rapidité ». (Felizet). Dans la cure radicale des enfants, l'essentiel est d'agir au grand jour et de bien voir tout ce que l'on fait. La résection du sac et les autres temps essentiels de l'opération sont les mêmes que chez l'adulte. On agit sur des membranes plus minces, sur un champ opératoire plus restreint, sur des organes plus délicats, mais tout cela ne crée pas des difficultés à proprement parler pour un chirurgien exercé.

Comme préparation, M. Felizet a l'habitude de panser les enfants dès la veille, de la même façon qu'ils le seront après l'opération. Quant aux tout petits, de huit à dix-huit mois, il les fixe sur une planchette, le membre correspondant au côté opéré élevé en l'air, le corps tourné du côté opposé, de façon à dériver le cours de l'urine le plus loin possible du pansement. Il procède à cette fixation la veille de l'opération pour habituer les enfants à l'immobilisation sur ce lit de contrainte.

L'incision de la peau pourra être la même que pour l'adulte. M. Felizet préfère une incision légèrement oblique, parallèle au grand pli de flexion et placée sur l'abdomen, loin de la verge, au-dessus des artères honteuses externes et en dedans de la sous-cutanée abdominale, dont la partie moyenne répond au point culminant de l'orifice inguinal.

Le siège de cette incision transversale varie avec l'âge des enfants. Il est d'autant plus élevé que l'enfant est plus jeune. A 10 mois, l'incision est placée immédiatement au-dessous ou au niveau du pli de flexion. A 5 ans, elle est située à un centimètre au-dessous. A 12 ans, elle répond à la racine de la verge. Cette incision se trouve ainsi en rapport avec l'orifice inférieur du canal dont la situation varie avec l'âge. Mais celle-ci n'a rien d'absolu. Aussi est-il préférable de se guider sur l'exploration digitale de l'orifice inférieur du trajet inguinal.

Les plans superficiels étant incisés et mobilisés, on va à la recherche de l'orifice inguinal masqué par une expansion fibro-celluleuse, *la gaîne fibreuse commune*, qui contient le sac et le cordon. La gaîne fibreuse commune est isolée avec soin. Elle est ensuite incisée au bistouri et ses lèvres sont repérées. Entre elles apparaît une masse qui contient le sac et le cordon.

Le sac déshabité occupe une situation minime. Aussi M. Felizet préfère-t-il se porter sur le cordon, le disséquer méthodiquement et son isolement isole le sac que l'on trouve forcément par exclusion.

Le sac étant découvert, libéré de toutes ses adhérences et fortement attiré en bas, on s'assure qu'il est vide, on le saisit en masse et des tractions méthodiques tendent à l'abaisser le plus possible. C'est à ce moment que M. Felizet ouvre le sac et le lie très haut en s'assurant que l'intestin ne court aucun risque.

Dans les opérations que j'ai faites chez l'enfant, j'ai suivi les règles générales de la cure radicale. J'ai ouvert le sac avant sa dissection et son isolement. La recherche du sac, très mince et très petit, il est vrai, ne m'a pas semblé difficile en se portant vers l'orifice inguinal.

Pour la suture du trajet inguinal, M. Felizet se sert d'un procédé spécial. Il couple le catgut avec des fils d'or vierge de 2 et 3/10 de millimètre (*procédés des fils couplés*). « Une forte aiguille courbe, dans le chas de laquelle passent les deux extrémités d'un fil de soie, traverse en deux temps les deux lèvres de l'orifice externe du trajet. Dans l'anse de soie, on engage un fil de fort catgut accouplé avec le fil d'or ou de platine. L'anse entraîne à sa suite le couple des deux fils que l'on maintient temporairement, pour éviter la confusion, au moyen d'une pince à forci pressure. On passe de la même façon deux ou trois autres couples de fil, catgut et or. Les anses de catgut sont successivement serrées avec la tension qui convient et nouées de la manière ordinaire... C'est sur des parties ainsi rapprochées, fixées et maintenues immobiles par la suture bien nouée, que nous allons maintenant tordre nos fils métalliques. Cette torsion se fait sans force... tranquillement, à main posée, car elle n'a pas à contribuer à un rapprochement que la ligature du catgut a déjà accompli. »

L'avantage de la suture dorée, est de maintenir en place les parties rapprochées, quand le fil de catgut s'est résorbé, vers le quinzième jour. Jamais le fil d'or n'a provoqué d'accidents. Il n'a jamais été éliminé.

Quand on est en présence d'un trajet bien conformé, la suture ne présente guère de difficultés. Il n'en est pas de même dans le cas contraire. Si le pilier externe manque complètement ou est très aminci, il faut prendre dans la suture la plus grande partie de l'arcade de Fallope. Parfois elle est assez éloignée du pilier interne et de l'aponévrose du bord externe du muscle droit que l'on saisit également dans la suture. Pour rapprocher ces parties, il est nécessaire de serrer les fils très fortement.

La peau enfin est suturée au crin de Florence avec ou sans drainage.

7° Hernie inguinale avec cystocèle. La cystocèle inguinale est la variété de beaucoup la plus fréquente des hernies vésicales. Tantôt la vessie est totalement dépourvue d'enveloppe péritonéale et se met directement en rapport avec les enveloppes externes. Tantôt, entraînant avec elle un prolongement du péritoine, la vessie, sans être entourée par la séreuse, présente en arrière ou à côté un sac dans lequel veut venir loger l'intestin et l'épiploon. Ou bien, en opérant une hernie commune, on voit sa face postérieure bombée et soulevée par la vessie qui ne se met en contact avec le sac que sur une petite étendue. Enfin, dans un cas unique de Leroux, la vessie présentait un pédicule libre de toutes parts et partout recouvert par le péritoine.

Le volume de la vessie herniée est très variable. Sa capacité vésicale est très augmentée. Les parois sont toujours amincies et ont subi la transformation fibreuse (*prostatisme vésical* de Guyon). Particularité à noter : la vessie herniée est entourée d'une quantité assez considérable de graisse (Verdier, Delagenière, Championnière, Monod) formant à la surface de la vessie une véritable *lipocèle*. L'aspect de cette masse rappelle la graisse que l'on trouve en avant de la vessie dans la taille hypogastrique. Il n'est nullement le même que celui d'un lipome préherniaire vulgaire.

Souvent, c'est seulement au cours de l'opération que l'on reconnaît la participation de la vessie à la hernie. Les troubles vésicaux peuvent faire complètement défaut.

La conduite à tenir varie suivant la disposition que présente la vessie. Comme elle est souvent dépourvue de tout prolongement péritonéal, elle peut être ouverte avec une très grande facilité. On croit avoir affaire au sac herniaire, ou à un second sac contigu au premier quand celui-ci a déjà été incisé. Cet accident est arrivé à MM. Championnière, Berger, Monod, Thiriar. Quand cette faute sera reconnue, on s'en tiendra à la suture, à deux ou trois étages, de la plaie vésicale et à la réduction de la vessie. Il est préférable d'agir ainsi que de réséquer et de suturer la portion herniée comme le conseillaient MM. Monod et Delagenière.

On pourra soupçonner la présence de la vessie, sous la face postérieure du sac quand elle bombe en un point. A ce niveau, est un vrai lipome sous lequel est la vessie.

Dans une observation de la thèse de mon ami Blaise et tirée de la pratique de M. Berger « après l'incision de la paroi antérieure ou tombe sur un gros lipome qui fait hernie dans le trajet inguinal. On le relève de bas en haut, et l'attirant fortement au dehors, on entraîne avec lui un plan membraneux, blanchâtre qui paraît être le sac. On l'incise et on pénètre dans des fibres musculaires, on reconnaît alors la vessie. On procède à la suture de l'organe au catgut sur deux plans. Dans ces manœuvres, la vessie a été attirée davantage au dehors, ce qui a fait découvrir sur son côté externe un sac péritonéal qui lui adhère intimement et dans lequel la portion correspondante du viscère fait un peu saillie. On dissèque ce sac, on le réséque et on le ferme, puis on le réduit sans le fixer à la paroi ».

Tout récemment, dans les *Archives provinciales de Chirurgie* (octobre 1894), le Dr Delagenière, du Mans, signale un cas de cystocèle inguinale.

La vessie était située à la partie postérieure du sac habité par l'intestin.
« La partie externe du sac est disséquée comme pour une cure radicale
ordinaire, en respectant les éléments du cordon. Au niveau de la vessie
la séreuse est difficile à isoler, de telle sorte que je suis obligé de la
laisser sur tout le pédicule vésical. J'excise complètement la partie du
sac que j'ai pu isoler, sans y placer la ligature, dans le but d'éviter une
amorce péritonéale au niveau de l'anneau. J'isole ensuite la vessie tout
autour de la portion herniée, sauf au niveau de la partie inférieure de
l'anneau où elle est intimement adhérente. Le doigt introduit dans le
ventre, glisse sur la surface séreuse de la vessie, et arrive en arrière du
pubis. Les parois vésicales sont très épaisses, doublées d'une couche de
graisse qu'on peut évaluer à un centimètre. Cette couche de graisse forme
dans la partie inférieure de la tumeur herniée, dans le point où elle paraît
fixe et adhérente une sorte de lipome étalé et comme fusionné aux parties
voisines. Cette épaisseur des parois vésicales et du lipome signalé
constitue le principal obstacle à la réduction. Dans son ensemble, la
vessie herniée dépasse le volume du poing. Pour réduire l'organe,
j'invagine sur un doigt introduit dans le ventre la face antérieure de la
portion herniée de la vessie. J'arrive ainsi progressivement à la partie
adhérente au niveau de la séreuse. Les piliers sont très écartés l'un de
l'autre. Je prolonge alors obliquement en dehors l'incision du canal
inguinal, et je suture ce canal, au moyen de deux rangées superposées de
fils de soie, en laissant juste le passage nécessaire aux éléments du
cordon ».

Cette observation montre les difficultés que l'on peut rencontrer en
présence d'une cystocèle inguinale. On pourra laisser attenant à la vessie
le péritoine qui y adhère et tous les efforts devront tendre à la réduction
de la vessie. (1)

8° *Coexistence de la hernie avec l'hydrocèle ou le varicocèle.* — La
coexistence de la hernie avec l'hydrocèle vaginale ou le varicocèle est
assez fréquente. Il est possible de traiter simultanément les deux
affections. La cure radicale se fera suivant les règles ordinaires. Puis on

---

(1) M. Blaise signale dans sa thèse des cas où à la fin de la dissection du sac,
en tirant sur le péritoine, on aperçoit à la partie interne du pédicule une masse
graisseuse qui est la graisse prévésicale. Dans un cas, M. Berger dut poser la
ligature au ras de la vessie. Si cette disposition s'observait, la plus grande
attention serait nécessaire pour ne pas blesser la vessie.

traitera l'hydocèle par l'excision de la vaginale suivie de la reconstitution d'une séreuse testiculaire et le varicocèle après dissection du cordon, par l'excision des paquets variqueux entre deux ligatures ou par la résection pure et simple du scrotum. M. Championnière préfère, dans ce cas, intervenir en deux temps et n'opérer le varicocèle que s'il est encore douloureux après la cure radicale.

9° *Hernie inguinale de la femme.* — On a prétendu que la hernie inguinale est rare chez la femme et que la hernie crurale est la règle chez elle. Malgaigne a fait justement la critique de ces opinions. M. Berger, au Bureau Central, s'est livré à un travail statistique sur cette question. Sur 2.163 femmes âgées de plus de quinze ans, atteintes de hernies diverses, M. Berger a trouvé 978 hernies inguinales et 807 hernies crurales. Sur 304 petites filles et filles âgées de moins de quinze ans, 117 portaient des hernies inguinales. C'est dire que chez la femme, la hernie inguinale l'emporte de beaucoup en fréquence sur la hernie crurale dans l'enfance et l'adolescence, et que dans l'âge adulte, cette proportion reste encore supérieure.

La congénialité est très fréquente. Sur 26 hernies inguinales de la femme, M. Championnière relève 17 hernies congénitales. M. Berger fait toutefois remarquer l'influence de la grossesse. Sur les 978 femmes qu'il a observées, 772 avaient eu des grossesses, et bien souvent la hernie s'est montrée, ou une hernie du côté opposé s'est développée à la suite de couches.

La hernie inguinale de la femme peut présenter les mêmes caractères que celle de l'homme : tumeur plus ou moins volumineuse, molle et réductible, occupant la région inguinale. Le plus souvent, elle descend vers la grande lèvre et s'étale dans ce repli. Mais, par suite de l'agrandissement de l'orifice inguinal et du relâchement du pilier externe, la hernie « au lieu de descendre vers la grande lèvre, retombe sur la partie supérieure et interne du triangle de Scarpa, de manière à simuler l'existence d'une hernie crurale ; elle s'en distingue néanmoins par la situation de son pédicule, qui est situé au-dessus de la hernie et non en arrière d'elle, comme dans la hernie crurale et par la possibilité d'introduire le doigt dans l'anneau inguinal dilaté quand on a réduit la hernie. » (Berger).

J'ai donné plus haut les raisons pour lesquelles les hernies de la femme doivent être opérées.

Les grandes lignes de l'opération sont celles de la cure radicale de la hernie inguinale de l'homme. L'opération est beaucoup plus facile chez elle, car on n'a pas à se préoccuper de la lésion du cordon.

L'incision sera le plus élevée possible, loin de la vulve. Le sac sera recherché et ouvert. Dans la dissection on aura à le séparer du ligament rond avec lequel il est souvent intimement uni. M. Championnière insiste beaucoup sur les difficultés de la séparation du sac et du cordon à la partie supérieure du canal inguinal. Mais elles ont peu d'importance. Il n'y a en effet aucun inconvénient à séparer le ligament rond des parties voisines en même temps que le sac et à les réséquer tous deux aussi haut que possible après ligature. Cette manœuvre est facilitée par la section de la paroi antérieure du canal inguinal. Il est probable qu'après sa résection, le ligament rond se réinsère snr la paroi abdominale à la face profonde et que cette insertion lui suffit pour jouer son rôle de soutien.

L'ovaire peut se trouver dans le sac ou au voisinage de son orifice. Il sera traité suivant les lésions qu'il présente. Dans le second cas, il sera amené au dehors et la vue renseignera sur les modifications qu'il peut présenter.

C'est au procédé de Bassini qu'on donnera la préférence pour la reconstitution du canal inguinal.

Les résultats de la cure radicale de la hernie inguinale de la femme sont des plus satisfaisants. Presque toujours le bandage post-opératoire sera chez elle inutile, et les douleurs et les troubles divers qu'éprouvait la malade disparaissent complètement.

(b) Opération de la Hernie Crurale

La hernie crurale est rarement gênante par son volume. Mais elle est souvent douloureuse primitivement où elle le devient rapidement. Les adhérences intestino-épiploïques y sont fréquentes.

Les tentatives de contention sont souvent infructueuses, comme l'ont fait remarquer Malgaigne et Gosselin. Aucun bandage ne donne une garantie suffisante. (Berger) La pelote d'un bandage ne peut venir aplatir l'arcade de Fallope contre l'os illiaque, ce qui serait nécessaire pour amener l'oblitération de l'anneau crural. Elle répond seulement à la partie inférieure du canal crural et à la racine de la cuisse. Pendant la flexion du membre inférieur, dans la situation assise ou accroupie, le bandage n'aura qu'un rôle illusoire. On sait que l'étranglement de la hernie crurale est relativement fréquent et qu'il devient rapidement grave par gangrène de l'intestin.

On comprend que dans ces conditions, la cure radicale de la hernie crurale est souvent indiquée, et cela d'autant plus qu'elle est facile et très complète. « Tant qu'un sujet est à l'âge où la cure radicale de la hernie est sans dangers, la hernie crurale devra presque toujours être opérée. ... On comprend, du reste, que la solidité de l'opération est nécessairement très satisfaisante, et, vraiment, on ne voit pas trop bien les raisons qui feraient hésiter à la pratiquer. » (Championnière). M. Berger n'est pas moins affirmatif : « Ce que nous savons de l'impossibilité où l'on est d'obtenir la guérison par les bandages me porte à conseiller formellement la cure radicale de toutes les hernies crurales, chez les jeunes sujets. »

En dehors des hernies crurales des personnes âgées et des hernies de faiblesse s'accompagnant de hernies multiples, il faut toujours proposer la cure radicale de la hernie crurale. Pour mener à bien l'opération, il est nécessaire de connaître certaines particularités anatomiques de cette variété de hernie.

La hernie crurale se produit par la partie la plus interne de l'anneau crural. Elle refoule devant elle la lame fibreuse, dépendance du fascia transversalis, qui ferme par en haut cette partie de l'anneau crural et qui est le *septum crurale*. L'orifice herniaire est limité en dehors par la veine fémorale et la gaîne des vaisseaux fémoraux, en dedans par le bord concave et tranchant du ligament de Gimbernat, en avant par l'arcade de Fallope, en arrière par la branche horizontale du pubis. La hernie descend dans le *canal crural* limité en dehors par la veine fémorale, en arrière et en dedans par l'aponévrose du pectiné, en avant par le *fascia crebriformis*. Normalement, cet espace est comblé par du tissu cellulaire dans lequel rampent des vaisseaux lymphatiques qui vont de la cuisse au bassin. Il présente à sa partie antérieure les orifices dont est creusé le fascia crebriforme. La hernie, progressant toujours, franchit un de ces orifices d'arrière en avant, en dedans de l'abouchement de la saphène interne dans la veine fémorale et devient sous-cutanée. Elle prend différentes directions. Tantôt elle suit la direction de la saphène interne.

Le plus souvent, arrêtée dans cette progression par les adhérences du fascia lata et du fascia superficialis, elle se recourbe vers l'arcade de Fallope, décrivant dans son ensemble une courbe comparée par M. Richet à une aiguille de Deschamps. A ce degré de développement, *la hernie crurale est dite complète*. Elle présente un trajet qui répond au canal crural, un orifice inférieur formé par un orifice élargi du fascia crebriforme et un orifice supérieur constitué par la partie la plus interne de l'anneau crural. La *pointe de hernie* est formée par la simple dépression du septum crurale. La *hernie interstitielle* occupe le canal crural.

Les rapports de la hernie au niveau de l'anneau crural sont importants à connaître pour les cas où on serait appelé à faire une kélotomie pour étranglement suivie de cure radicale. En dehors, comme nous l'avons vu, est la veine fémorale séparée par la gaine des vaisseaux fémoraux, en avant est l'arcade de Fallope qui, chez l'homme, sépare la hernie du cordon spermatique, en arrière sont les insertions du pectiné, la branche horizontale du pubis, et le ligament de Cooper situé en avant de la crête pectinéale et allant de l'épine du pubis à l'éminence ilio-pectinée. Ces rapports nous montrent, que pour le débridement, il ne faut porter le bistouri, ni en dehors, ni en arrière ni en avant, chez l'homme.

C'est en dedans seulement, sur le bord falciforme du ligament de Gimbernat que l'on ne court pas le risque de blesser des organes importants. Mais, en ce point on peut trouver l'artère obturatrice qui vient quelquefois de l'iliaque externe pour entrer en rapport immédiat avec la face supérieure de ce ligament. Aussi faut-il se contenter, sur le ligament de Gimbernat, de débridements très courts et multiples (1).

Le sac de la hernie crurale est formé par le péritoine doublé du septum crural. Il est très mince ou très épaissi suivant l'ancienneté de la hernie. Sa face externe adhère quelquefois à une masse plus ou moins considérable de graisse, véritable *lipome herniaire*. En avant du sac est souvent un kyste, un hygroma développé par la pression du bandage.

Le sac est constitué par deux portions, l'une située en avant du fascia crebriforme, l'autre en arrière, présentant ainsi une forme en sablier. Dans la cure radicale il est nécessaire de supprimer ces deux parties. L'opération présente une assez grande simplicité.

(1) Quelques auteurs pratiquent le débridement sur le ligament de Cooper.

L'incision, faite sur un pli de la peau, suivant le grand axe de la tumeur, dépasse l'arcade de Fallope de deux ou trois centimètres.

La recherche et l'ouverture du sac peuvent présenter certaines difficultés. Le sac est parfois épaissi au point qu'on ne peut le distinguer aisément de son contenu, surtout si on est en présence d'un lipome herniaire coexistant avec des adhérences de l'épiploon à la face interne du sac. Dans ce cas, il est utile de se porter vers l'anneau crural, au-delà du fascia crebriforme. C'est là que l'on distinguera facilement ce qui appartient au sac et au tissu cellulaire péri-sacculaire. Le 7 octobre 1894, j'ai fait, avec les docteurs Lasserre et Garat, une cure radicale de hernie crurale gauche épiploïque irréductible. Je tombe sur une bourse séreuse singulière contenant dans son intérieur un lipome de coloration telle que je croyais être en présence de l'épiploon et un ganglion très volumineux présentant l'aspect de l'intestin. C'est en me portant vers le collet que je pus immédiatement redresser mon erreur et trouver en arrière du lipome et du ganglion le sac contenant de l'épiploon épaissi, noueux et adhérent.

Le sac étant ouvert, l'épiploon libéré de ses adhérences assez fréquentes et réduit, l'intestin réintégré, on procède à la dissection du sac (1). Le plus souvent, elle est très facile. Comme on n'a pas d'organes importants à ménager, il n'est pas utile de disséquer le péritoine seul, et le *septum crurale* pourra être isolé en même temps que la séreuse. Au voisinage de l'anneau crural, la dissection peut devenir minutieuse. Le péritoine adhère quelquefois aux bords de l'orifice. On facilitera sa descente en agrandissant l'anneau crural de dehors en dedans.

Le sac étant attiré en bas sera lié au-dessous du collet et excisé. Comme dans le procédé de Barker, les deux chefs du fil qui sert à cette ligature seront conduits d'arrière en avant, à travers la paroi abdominale, aussi haut que possible au-dessus de l'arcade de Fallope et liés en avant de l'aponévrose du grand oblique. On fixe ainsi le moignon du sac au-dessus de l'anneau crural, et on supprime tout infundibulum du péritoine qui prédispose à la récidive.

La suture de l'orifice herniaire se pratique de la façon suivante, à l'exemple de MM. Berger, Wood et Cushing. Une aiguille de Hagedorn

---

(1) Cette dissection, dans la hernie crurale seulement, peut se faire avant l'ouverture du sac. On facilite ainsi quelquefois sa recherche.

n° 3 chargée d'un fort catgut traverse l'aponévrose du pectiné et l'arcade de Fallope de dedans en dehors. Trois ou quatre fils sont passés de la même façon. On les serre énergiquement et l'anneau herniaire est oblitéré par le rapprochement de l'aponévrose pectinéale et de l'aponévrose du grand oblique.

L'opération est terminée par les sutures superficielles. Le plus souvent tout drainage est inutile.

(c) Opération de la Hernie Ombilicale

L'application à la hernie ombilicale des méthodes générales de cure radicale présente certaines difficultés. Cette hernie diffère des autres au point de vue opératoire (1) par les adhérences, la complexité, le contenu du sac et la constitution de l'orifice herniaire.

Le péritoine *adhère à l'anneau fibreux ombilical presque immédiatement*. Par suite, l'accroissement du sac se fait par distension progressive ou brusque du péritoine d'abord entraîné et non par glissement. Le sac est par suite très aminci, quelquefois à un tel point que l'on a pu mettre son existence en doute. Il adhère rapidement à la peau. Parfois, ses adhérences ne sont pas limitées au pourtour de l'anneau fibreux et s'étendent à la paroi abdominale formant à l'anneau une bordure adhérente d'une certaine étendue.

Le sac *se présente rarement à l'état de simplicité*. A côté du sac principal, existent des *sacs supplémentaires ou accessoires*, diverticules à orifice plus ou moins rétréci, qui s'insinuent dans le tissu cellulaire sous-cutané (*trajet pré-pariétal*) ou sous le péritoine (*trajet rétro-pariétal ou pré-péritonéal*). (2)

Il est quelquefois assez difficile de se retrouver au milieu des viscères herniés. L'épiploon surchargé de graisse peut former dans l'intérieur du sac, un sac épiploïque, doublant le précédent et contenant de l'intestin dans sa cavité.

L'orifice herniaire est constitué par *orifice à proprement parler*, un anneau arrondi, à bords minces, presque tranchants, qu'il est difficile de rapprocher quand la hernie est volumineuse.

---

(1) Le Dentu : Clinique de l'Hôpital Necker 16 novembre 1892.
(2) Savariaud : *Bull. de la Soc. Anat.* 3 mars 1893.

La hernie ombilicale est beaucoup plus fréquente chez la femme. Sur 94 observations de hernies de l'adulte, Brodier (1) relève 87 femmes et 7 hommes. Vingt-trois fois la hernie est survenue après une grossesse. Souvent, l'obésité est très prononcée chez les femmes atteintes de hernies ombilicales. Les efforts, les cris répétés, les accès d'asthme, l'ascite, les grosses tumeurs abdominales peuvent s'accompagner de cette variété de hernie. En règle générale, la hernie ombilicale de l'adulte ne date pas de l'enfance. C'est surtout à l'âge de 35 ans qu'elle apparaît chez la femme.

Au point de vue des indications de la cure radicale des hernies ombilicales on a distingué les hernies *en petites et en grosses*. Cette distinction qui a existé pendant longtemps ne doit plus exister actuellement.

En général, le bandage pour hernies ombilicales est difficilement toléré. Il contient rarement la hernie réduite d'une façon efficace et alors il constitue un *moyen dangereux*. L'amélioration que l'on constate avec le bandage n'est que passagère. L'étranglement ou d'autres complications peuvent survenir un jour ou l'autre et l'opération se fait dans de moins bonnes conditions que si elle avait été pratiquée plus tôt. Lawson Tait écrit en 1883 : « Chez l'adulte, l'usage des bandages ne guérit jamais la hernie ombilicale. D'après mon expérience personnelle, généralement, la hernie augmente de volume, malgré le port d'un bandage, quel qu'il soit. L'emploi de tels moyens est toujours incommode et parfois totalement impossible. »

Non seulement la hernie ombilicale s'accroît progressivement, les adhérences se forment rapidement, les hernies accessoires ou secondaires surviennent et entraînent souvent des troubles fonctionnels, mais elle est encore douloureuse, par des mécanismes divers. Dans ces conditions, tout bandage étant impossible, la hernie s'accroîtra dans des proportions quelquefois très grandes.

Je conclurai donc, avec Lawson Tait et Championnière « *Toute hernie ombilicale, chez l'adulte, doit être opérée.* » Et même, l'opération doit être faite de bonne heure. *Il ne devrait plus y avoir de grosses hernies ombilicales, la cure de ces dernières étant parfois pénible et l'opération sérieuse.*

En est-il de même chez l'enfant ? Je ne parle pas des hernies

(1) BRODIER : *Quelques réflexions sur la cure radicale des hernies ombilicales.* Thèse doctorat de Paris 1893.

embryonnaires et fœtales. Je n'ai en vue que les hernies ombilicales se produisant dans les premiers mois qui suivent la naissance, quand la cicatrice ombilicale n'est pas complètement faite. Quelques chirurgiens, dans certains cas bien déterminés, conseillent d'intervenir. La ligature, dangereuse et inutile, préconisée jadis, est tombée dans un juste oubli. En présence d'une hernie volumineuse, ou ayant à augmenter une tendance que rien ne peut enrayer et que le bandage ne peut contenir, l'opération peut être indiquée et on se servira alors du même procédé que chez l'adulte. Mais la tendance vers la guérison est la marche naturelle de la hernie ombilicale de l'enfance. Il suffit, pour la favoriser, d'avoir recours au bandage et au décubitus horizontal. *Le vrai traitement de la hernie ombilicale de l'enfant est le bandage bien appliqué*, quand il est à peine palliatif chez l'adulte.

Les procédés opératoires de la cure radicale de la hernie ombilicale sont très nombreux. On n'en compte pas moins de 14 dans la thèse de mon collègue Brodier. On peut les classer en deux grandes catégories : 1º Procédés qui consistent à suturer l'anneau. — 2º Procédés dans lesquels on résèque l'anneau fibreux (*omphalectomie*) pour se comporter vis-à-vis de la paroi comme s'il s'agissait d'une plaie de laparotomie (1).

L'incision de la peau, l'ouverture du sac, la réduction des viscères, la résection de l'épiploon, la dissection du sac, quelquefois très difficile surtout au niveau du collet, ne diffèrent pas, quel que soit le procédé employé. La peau doit être incisée avec de grandes précautions. L'incision sera médiane ou péri-ombilicale double avec excision de l'ombilic.

C'est sur la fermeture de l'anneau ombilical que les opinions varient.

Tait, Championnière, Berger, Routier, suturent l'anneau avec ou sans avivement.

Dans le procédé de Tait-Zœnger, on dédouble l'anneau herniaire. Ce dédoublement donne : 1º un plan fibro-péritonéal. — 2º un plan fibro-cutané. Ces deux plans sont ensuite réunis respectivement l'un à l'autre par une suture à la soie ou au catgut. Mais l'anneau ne peut toujours être dédoublé, à cause de sa minceur et de sa friabilité. Le procédé Tait-Zœnger n'est donc applicable qu'à certains cas.

---

(1) On pourrait y ajouter les procédés dans lesquels on agit sur les muscles droits pour rapprocher leur bord interne isolément ou pour entrecroiser des languettes, des bandes musculaires détachées de ces muscles. (*Semaine médicale*, 6 mars 1895).

5

La résection de l'anneau (*omphalectomie*) est supérieure. Elle doit être suivie de la suture à étages de la paroi, comme l'ont fait MM. Hartmann et Le Dentu, comme le conseille M. Condamin (1). Après incision de la peau, on empiète latéralement sur le dédoublement de l'aponévrose des droits, jusqu'à ce que les bords de ceux-ci soient visibles, et on continue la dissection pour enlever le péritoine qui forme le sac et tapisse la face profonde de l'anneau. L'ombilic étant enlevé, après libération des adhérences épiploïques ou intestinales, on passe deux gros fils aux deux extrémités de l'incision. Un aide tire sur ces fils. On commence la suture du péritoine, si l'écartement transversal n'est pas trop considérable. Sinon, on la fait précéder du passage des fils profonds qui serviront à rapprocher les surfaces cruentées. Le péritoine est suturé par un surjet à points passés. Le second plan intéressant les deux aponévroses antérieure et postérieure de la gaine des droits — surtout la postérieure, tendon des muscles de la paroi abdominale — est suturé également. La peau est enfin suturée.

On peut donner à ce procédé le nom : *d'omphalectomie avec ouverture des gaines* (2).

Il est plus facile de suivre la pratique de M. Le Dentu. On découvre avec grand soin le pourtour de l'anneau fibreux et la paroi fibro-musculaire sus et sous-ombilicale, par une dissection très soignée du sac. Puis on introduit l'index gauche dans l'anneau, on le soulève, et à l'aide de ciseaux conduits par le doigt, on attaque ses parties latérales et on résèque un triangle pariétal à base aboutissant à l'ombilic et à sommet sus-ombilical remontant assez haut. La résection d'un triangle inférieur est pratiquée de la même façon et complète l'omphalectomie. La gaine des droits est ouverte dans cette manœuvre. On est alors *en présence d'une plaie de laparotomie* qu'on suturera avec grand soin, en faisant tout d'abord une suture péritonéo-musculaire en surjet au catgut. On pénètre à 1 cent 1/2 ou 2 cent. des lèvres de la plaie et on recherche un adossement aussi large que possible. La peau est suturée après résection de son excédent et résection de l'ombilic.

La bonne réunion du tissu fibreux et aponévrotique de la paroi abdominale est la condition la meilleure pour empêcher la récidive. Il faudra, pour l'obtenir, veiller à ce que le péritoine ne s'interpose pas

(1) CONDAMIN : *Arch. prov. de chir.*, 1892.
(2) CASTERET : Thèse de Lyon 1892, p. 35.

entre les lèvres de la plaie sur une étendue trop grande. On prendra dans la suture non seulement la paroi postérieure des droits, mais encore leur paroi antérieure.

(d) Opération de la Hernie Epigastrique

J'ai déjà dit les raisons pour lesquelles il faut opérer la hernie épigastrique. MM. Terrier, Bonnet, Le Page, ont indiqué le manuel opératoire qui doit être suivi.

On découvre la hernie par une incision verticale, on la circonscrit et on trouve son pédicule et l'orifice de la ligne blanche qui lui donne passage. En présence du lipome herniaire, on agit avec précaution et on va à la recherche du prolongement péritonéal qu'il peut renfermer. Ce prolongement ou le sac reconnaissable est ouvert. L'intestin est réduit, l'épiploon réséqué. Le pédicule est ligaturé et le sac et le lipome sont excisés. Si l'orifice est large, on se conduira, pour l'oblitérer, comme s'il s'agissait d'une hernie ombilicale. L'avivement de ses bords fait avec soin sera suivi de la suture à étages au catgut.

(e) Opération de l'Eventration Sous-Ombilicale

Les hernies circonscrites de la ligne blanche au-dessous de l'ombilic sont très rares. Il s'agit d'éventrations véritables occupant une grande étendue de la ligne blanche avec un écartement quelquefois considérable du bord interne des muscles droits. Elles se rencontrent de préférence chez des femmes âgées, ayant eu de nombreux enfants et s'accompagnent d'entéroptose généralisée. Cette infirmité est incurable. Une ceinture abdominale pallie un peu ses inconvénients. Chez une femme jeune et bien portante, on pourra intervenir de la même façon que pour les éventrations secondaires à la laparotomie, les plus fréquentes des éventrations.

Cet accident éloigné de la laparatomie est beaucoup plus rare depuis que l'on fait la suture à étages des différents plans de la paroi. Il peut cependant s'observer, malgré les précautions prises pour l'éviter, surtout quand on opère de grosses tumeurs abdominales qui ont distendu la paroi, que la plaie a suppuré, que l'on a drainé ou fixé un pédicule à l'extérieur. Une éventration légère bien maintenue par une ceinture abdominale est souvent tolérée. Mais si elle est volumineuse, des douleurs très vives peuvent survenir et les malades elles-mêmes demandent à être débarrassées de leur infirmité.

Pour éviter, autant que possible, l'éventration d'une plaie de laparatomie, j'ai dit qu'il faut suturer la paroi par étages. On fait un premier plan sur le péritoine, en le saisissant tout près des lèvres de l'incision. Un second plan est placé sur les bords des muscles droits. On a bien soin de prendre dans ce plan fibro-musculaire les aponévroses antérieure et postérieure de la gaine des droits. Une cicatrice solide est produite surtout par la réunion des plans fibreux de la gaine des droits, véritables tendons d'insertion des muscles latéraux de l'abdomen. Il est quelquefois utile de faire sur l'aponévrose antérieure des droits un surjet supplémentaire d'affrontement. Enfin un troisième plan de sutures rapproche les lèvres de l'incision cutanée. Ces sutures sont, les unes profondes, et les autres superficielles. Les premières traversent la peau, l'aponévrose antérieure et une certaine épaisseur des droits. Elles rendent ainsi solidaires les différents plans de la paroi. Les sutures superficielles affrontent les bords de la plaie.

Dans la cure radicale de l'éventration, on recherche à faire une suture des différents plans de la paroi abdominale. Le sac est quelquefois très adhérent à la peau amincie. On peut y trouver des adhérences intestinales et épiploïques que l'on rencontre parfois sur la paroi abdominale elle-même dans le voisinage de l'orifice herniaire. Un surjet ferme le péritoine. On fait le dédoublement des plans fibro-musculaires, s'ils présentent une épaisseur suffisante autour de l'orifice herniaire. On saisit les aponévroses et les bords internes des muscles droits.

La cure radicale de l'éventration est toujours une laparatomie large et importante. J'ai fait quatre opérations de ce genre. Dans un cas, j'ai éprouvé de très grandes difficultés à rapprocher les plans fibro-musculaires. Les bords internes des droits étaient distants de 12 centimètres environ, au niveau de la partie moyenne de l'éventration. Pour renforcer cette suture, je fis une suture de l'aponévrose antérieure, à la Lembert, prenant de chaque côté, l'aponévrose à 3 centim. de la ligne médiane et refoulant en arrière la partie intermédiaire. Malgré tout le soin que je pris à refaire cette paroi abdominale défoncée, une petite récidive s'est produite à la partie inférieure de la plaie. Une ceinture avec pelote suffit à la maintenir, et la malade, qui se plaignait beaucoup de son éventration, ne souffre plus et peut vaquer à ses occupations.

(f) Opération des Hernies Ventrales

Les hernies ventrales ou laparocèles sont celles qui se font entre le rebord des fausses côtes, l'arcade crurale, le bord externe du droit et le bord postérieur du grand oblique, en un point des parties latérales de l'abdomen autre que les anneaux inguinal et crural. Elles peuvent être *traumatiques ou spontanées.*

Les hernies ventrales traumatiques ou cicatricielles n'ont pas de lieu d'élection à proprement parler, tous les points de la région pouvant être lésés accidentellement. Mais la partie la plus exposée étant la région aponévrotique, c'est là que deux fois sur trois se produiront les hernies ventrales traumatiques (Ferrand). Les enveloppes formées par la cicatrice distendue et le péritoine sont très minces et confondues entre elles. C'est vers le pédicule seulement que l'on trouve un sac distinct. Le sac est cloisonné. Les viscères et spécialement l'épiploon y sont souvent adhérents.

Les hernies ventrales spontanées se produisent le plus souvent au-dessous d'un plan horizontal passant par l'ombilic, en dehors du muscle droit, sur *la ligne semi-lunaire de Spigel,* à l'union des fibres charnues du transverse (Astley Cooper, Mollière, Regnier). Il existe en ce point des orifices vasculaires pouvant se dilater et laisser passer les viscères, ce qui n'est pas admis par M. Ferrand (1). Les fibres aponévrotiques à travers lesquelles sort la hernie pourront devenir un agent d'étranglement.

La hernie traverse parfois toute la paroi abdominale et devient sous-cutanée. Ou bien, elle reste recouverte par les aponévroses des muscles grand et petit obliques, à l'état *de hernie pariétale ou interstitielle.* Parfois, la tumeur herniaire est constituée par deux portions, une sous-cutanée et une autre intra-aponévrotique.

Le sac est aminci, au point que quelques auteurs ont nié son existence. M. Ferrand admet qu'il n'existe pas dans les hernies traumatiques, les viscères ayant fait irruption à travers une déchirure du péritoine. Dans les cas de hernie volumineuse il est très mince et se confond avec les parties voisines, auxquelles il adhère intimement. Sa face interne est cloisonnée par des brides aponévrotiques qui peuvent devenir des agents d'étranglement. Le collet du sac est unique, double ou multiple.

(1) Ferrand : *Hernies latérales de l'abdomen.* Th. doc. de Paris 1881, p. 25.

Ces quelques considérations étaient utiles pour la cure radicale de cette variété de hernies. Quand on est en présence de sujets jeunes, l'opération doit être faite. On suivra les règles générales de la cure radicale et on suturera l'orifice herniaire comme l'anneau ombilical.

(g) Opération de la Hernie Lombaire

Cette opération ne présente rien de particulier. Après réduction des viscères, dissection et ligature du sac, on réunira les bords du triangle de J. L. Petit par des sutures profondes.

COMPLICATIONS POST-OPÉRATOIRES

J'ai décrit plus haut les suites normales de la cure radicale. Elles sont si bénignes que la cure radicale l'emporte, à ce point de vue, sur les autres grandes opérations. *Cela est dû à l'expérience du chirurgien, aux soins qu'il prend, à la façon surtout dont il règle l'asepsie.* Mais il peut survenir des complications heureusement très rares qui retardent la guérison ou se terminent par la mort. A côté de complications dues au chirurgien inexpérimenté ou septique, il en est d'autres qui peuvent survenir à la suite d'une opération irréprochable. Elles constituent évidemment un aléa, mais quelle est l'opération qui n'en a pas ? Quelles sont ces complications ? Quels sont les moyens d'y remédier ? (1)

Péritonite septique. — C'est à peine si je devrais signaler cette complication. Elle est toujours due à l'ignorance ou à l'incurie du chirurgien (Championnière). Je n'ai jamais vu cette complication, mais elle peut exister. La péritonite est toujours évitable. « Le premier devoir du chirurgien qui veut faire la cure radicale, c'est de s'assurer *qu'il lui est impossible d'occasionner une péritonite septique.* S'il n'est pas sûr de

(1) Dans cette étude, je suivrais l'ouvrage de M. Championnière.

lui-même, il n'a pas le droit d'entreprendre cette opération. » (Championnière).

Congestion pulmonaire. — Cette complication possible de la cure radicale survient de préférence chez les hernieux obèses et âgés. L'emphysème et l'inflammation, même très légère, des bronches, jouent un rôle important comme cause prédisposante de la congestion pulmonaire. Aussi est-il préférable de s'abstenir le plus possible chez les bronchitiques et les emphysémateux. L'étendue et la durée de l'opération amenées par une hernie volumineuse prédisposent à cette complication.

La congestion pulmonaire se manifeste de deux façons différentes.

Dans quelques cas, c'est après la chloroformisation, au réveil, que le malade tousse et accuse de la gêne respiratoire. La face se cyanose, la respiration devient fréquente, les crachats abondants finissent par être teintés de sang. C'est là un accident du chloroforme produit par l'irritation sur les bronches de vapeurs impures et par une longue anesthésie. Pour parer à cet accident, il faut asseoir le malade sur le lit, lui donner de l'alcool, couvrir le thorax de ventouses sèches, faire des injections sous-cutanées d'éther et prescrire des inhalations d'oxygène.

Mais le plus souvent, c'est le deuxième ou le troisième jour que débutent les accidents de congestion pulmonaire. Les symptômes sont les mêmes que précédemment. En outre la température s'élève à 38 ou 38° 5. L'expectoration est abondante et sanguinolente. Le traitement est le même que plus haut. On y ajoutera des purgatifs répétés. Le plus souvent, sous l'influence des moyens énergiques employés — surtout sous l'influence des ventouses sèches — les symptômes s'amendent rapidement. Il est probable qu'il s'agit d'une congestion réflexe. Mais elle n'en est pas moins dangereuse et M. Championnière a perdu un de ses opérés de congestion pulmonaire.

Étranglement interne. — C'est l'accident le plus grave que l'on puisse observer après la cure radicale. Il ne surviendrait pour ainsi dire jamais si on n'opérait que des hernies nouvelles. Mais on est souvent en présence de hernies anciennes, enflammées, qui ont été l'objet de manœuvres diverses. De là des brides ou des adhérences qui prédisposent à l'étranglement interne.

M. Championnière a observé quatre cas d'occlusion intestinale, après la cure radicale, dont l'un s'est terminé par la mort. Dans un article tout récent, M. Riche (1) signale une occlusion post-opératoire avec issue fatale. Dans le cas mortel de M. Championnière, l'étranglement se fit sur une bride fibreuse très étroite située au voisinage du cœcum. L'observation de M. Riche est des plus instructives. Il s'agit d'une opération simple et rapide. Deux jours après surviennent des vomissements, du ballonnement, de la fréquence du pouls. Le lendemain, le ballonnement ayant beaucoup augmenté et le facies s'étant altéré, une laparatomie est pratiquée d'urgence. Le moignon de l'épiploon n'est trouvé adhérent nulle part. « La ligature a transformé le tablier épiploïque en une hotte dont l'extrémité inférieure, infundibuliforme et fermée, serait représentée par le moignon épiploïque, dont l'ouverture, dirigée en haut et en arrière, est limitée par les bords latéraux de la membrane. Dans l'ouverture de la hotte sont engagées un grand nombre d'anses grêles qui y sont à l'étroit. En aucun point, on ne voit des traces de striction énergique, mais toutes les anses contenues dans la cavité ainsi formée sont congestionnées et distendues. Sur une anse, on trouve une fausse membrane mince et facile à détacher. Au-dessous de ces anses grêles, on voit le colon transverse distendu également, mais non congestionné, ce qui se conçoit aisément par la situation de son méso. Le colon descendant est vide. »

Le diagnostic de l'étranglement interne après la cure radicale peut présenter certaines difficultés. Les vomissements chloroformiques sont fréquents et quelquefois persistants ; la constipation est la règle. Il peut survenir un peu de ballonnement, sans gravité aucune. Dans ces conditions, il est parfois difficile de se prononcer pour une occlusion commençante. Les purgatifs et la marche des accidents lèveront tous les doutes. D'autres fois, au contraire, les symptômes seront bruyants et toute hésitation impossible.

Dès que le diagnostic sera assis, une seule indication est à suivre : *ouvrir le ventre, aller à la recherche de l'obstacle et se comporter suivant la disposition que l'on rencontrera.*

Epiploïte. - On peut observer la réaction inflammatoire du moignon de l'épiploon ligaturé due à une désinfection insuffisante des fils à ligature. Les symptômes seront d'abord ceux d'une réaction péritonéale

---

(1) RICHE. *Gazette des Hôpitaux*, 3 Janvier 1895.

limitée. L'examen permettra de faire le diagnostic. La conduite à tenir variera suivant la marche et la gravité des accidents. La suppuration est possible avec ou sans adhérences à la paroi abdominale.

Rétention d'urine. — La rétention d'urine, après la cure radicale, dont les causes sont assez difficiles à déterminer, peut par sa persistance devenir une complication. Le plus ordinairement, elle se montre aussitôt après l'opération, et tout rentre dans l'ordre dès le lendemain. Si la rétention se prolonge, le cathétérisme *aseptique* devra être continué jusqu'à la régularisation des mictions.

Dyspnée. — La dyspnée, avec angoisse précordiale, s'observe chez certains sujets en dehors de toute congestion pulmonaire. Elle s'accompagne d'un point douloureux abdominal. La morphine calme ces quelques symptômes sans gravité.

Ballonnement intestinal. Parésie intestinale. L'absence d'évacuation des gaz, l'arrêt des matières fécales peuvent s'accompagner de ballonnement et de dyspnée. C'est, somme toute, l'exagération des accidents légers que l'on observe parfois après la cure radicale, et qui cèdent à un purgatif, à un lavement et à la sonde rectale. C'est pour les prévenir, qu'il est utile de purger rapidement les malades après l'opération. Il est dangereux de donner de l'opium qui pourrait contribuer à paralyser l'intestin. Il faut savoir que la constipation un peu prolongée peut s'accompagner d'une petite élévation de température, véritable auto-intoxication.

Épanchements sanguins. Suppuration. — J'ai dit la façon de prévenir les épanchements sanguins qui peuvent devenir puriformes. Quant à la suppuration — le chirurgien en est responsable — (sauf dans quelques cas déterminés) et je n'insiste pas.

Accidents funiculaires et testiculaires. — Chez les enfants, la cure radicale s'accompagne presque toujours d'une réaction assez vive du côté de la vaginale, même quand il ne s'agit pas d'une hernie congénitale vaginale et qui s'amende très rapidement.

Chez l'adulte, l'orchite et la vaginalite sont plus rares. « *La cure radicale est absolument inoffensive pour le testicule.* » (Championnière).

La funiculite est fréquente. Elle consiste en un gonflement des

éléments du cordon auquel s'ajoutent celui des enveloppes du cordon
et la prolifération des parties situées en dehors du sac et qui ont été
laissées en place. De là une *colonne* quelquefois volumineuse qui diminue
petit à petit, et dont on trouve des traces longtemps après l'opération.
Elle fait alors corps avec les parties voisines, sous forme d'un cordon
dur et ligneux. Je reparlerai de cette colonne cicatricielle aux résultats
éloignés de la cure radicale.

Nécrose des tissus serrés. — On peut observer de la suppuration
aseptique. Il s'agit alors de nécrose des parties fibreuses trop énergiquement serrées dans la ligature des piliers. Au milieu d'un liquide peu
abondant du reste, on trouve une sorte de petit bourbillon. Ces cas ne
doivent pas être confondus avec les accidents des fils septiques qui
peuvent infecter la plaie.

PORT DU BANDAGE APRÈS L'OPÉRATION

La question du port du bandage après l'opération a suscité des
opinions diverses. Les uns conseillent toujours un bandage post-
opératoire ; les autres le suppriment systématiquement. D'autres enfin,
et ils ont raison, sont éclectiques. Il faut en effet distinguer, parmi les
cas opérés, ceux auxquels on doit conseiller le bandage et ceux qui ne
doivent pas le porter.

On peut affirmer que les enfants, les jeunes sujets et ceux qui sont
atteints de hernie congénitale, les hernieux à parois abdominales
résistantes et à petite hernie ne doivent, après l'opération, porter aucune
sorte d'appareil. Dans ce cas, la guérison peut être considérée comme
définitive. C'est la *restitutio ad integrum*. Ici, comme j'ai tâché de
l'établir, la hernie n'est qu'un accident. La suppression radicale et
élevée du sac, la fermeture des anneaux faisant disparaître l'accident, il
n'y a aucune raison pour que la récidive se produise. Il suffira de

conseiller à l'opéré de porter pendant deux ou trois mois une ceinture abdominale avec pelote. Cette précaution est souvent inutile, surtout chez les enfants. On lui recommandera en outre de ne pas se livrer immédiatement à des travaux pénibles ou à des exercices de corps violents, de ne pas monter à cheval, et d'éviter les bronchites qui, par la toux qu'elles provoquent, font buter les intestins contre la jeune cicatrice.

Il est un certain nombre de cas où on aurait tort de compter sur un résultat aussi parfait. Les hernies volumineuses des adultes, le peu de résistance des muscles du ventre, l'adipose de l'abdomen, la très large béance des orifices herniaires sont des conditions peu favorables. Ou bien la dissection du sac n'a pas été faite aussi bien qu'on l'aurait désiré, par suite de la proximité du gros intestin. Il est alors peu prudent de supprimer tout appareil de protection de la cicatrice.

Que doit être cet appareil de protection ? A l'exemple de M. Championnière, dans les cas où la récidive est peu probable, on doit se contenter d'une ceinture sans ressorts, portant une pelote destinée à appuyer sur le ventre, *au-dessus de la cicatrice.* Il ne faut pas qu'elle soit sur la cicatrice, car elle ne peut avoir alors qu'une action nuisible et atrophiante. Placée, au contraire, au-dessus de la cicatrice, elle supporte tous les chocs abdominaux et joue efficacement un rôle protecteur. Il suffit, pour s'en assurer, d'appuyer le poing au-dessus de la cicatrice d'une cure radicale et de faire tousser l'opéré. On voit ainsi que la cicatrice n'a pas à résister à la poussée des viscères. M. Championnière conseille de porter cette ceinture pendant six mois.

Si le sujet opéré est dans de mauvaises conditions pour avoir une récidive, il sera prudent de remplacer la ceinture sans ressorts, avec pelote, par un bandage à ressort de force variable, suivant les cas, avec une pelote très large. Cette pelote sera toujours située au-dessus de la cicatrice.

Enfin, en cas de récidive, c'est au bandage ordinaire que l'on aura recours.

Pour la hernie ombilicale opérée, on fera porter une ceinture abdominale avec coussinet peu épais portant sur l'anneau ombilical.

RÉSULTATS DE LA CURE RADICALE

Les résultats de la cure radicale doivent être examinés à deux points de vue : 1° *Résultats opératoires ou immédiats*. — 2° *Résultats éloignés ou thérapeutiques*.

1° *Résultats opératoires*. — Il est nécessaire d'établir une distinction entre la cure radicale pour hernies libres et la cure radicale après kélotomie pour hernies étranglées. La mortalité opératoire est absolument différente dans les deux cas.

La cure radicale après kélotomie pour étranglement a un pronostic aussi réservé que la kélotomie elle-même. Tout dépend de la rapidité de l'intervention après le début des accidents. Si l'état général des malades est encore bon, si l'intestin n'est pas altéré, le pronostic est des plus favorables et le malade a les plus grandes chances de guérir. Dans le cas contraire, la mortalité est très élevée. Ce n'est pas l'opération qui est cause de la mort et le bilan de la cure radicale ne saurait être grevé par ces cas malheureux dus à la temporisation trop prolongée et souvent au taxis immodéré. Pour l'apprécier à sa juste valeur, il faut considérer la cure radicale quand elle est faite pour hernies non étranglées.

Dans ces conditions, l'opération est très bénigne. C'est ce qui justifie l'extension qu'on lui donne et les indications que j'ai posées. Il est évident que si un hernieux, non menacé à brève échéance, devait courir un danger sérieux, du fait de l'opération, il serait insensé de lui proposer une cure radicale. Encore une fois, ce que j'avance n'est vrai que pour les chirurgiens opérant aseptiquement. *On ne peut juger la valeur d'une opération sans savoir où, pourquoi et comment les chirurgiens opèrent.*

Voici les résultats publiés des opérations faites par quelques chirurgiens :

M. Lucas-Championnière . . . . . . 275 opérations et 2 morts.
M. Bassini . . . . 216 opérations et 0 —
M. Berger . . . . 85 opérations et 1 —
M. Barker . . . . 50 opérations et 0 —

J'ajouterais aux résultats de ces Maîtres de la chirurgie — que je pourrais étendre à volonté — ceux que j'ai obtenus personnellement.

Ayant eu la bonne fortune d'opérer des hernies, dès ma première année d'Internat, sous la direction de mon maître, M. Richelot, j'ai fait de nombreuses cures radicales, surtout dans le service de mon excellent maître, M. Labbé. J'ai ainsi pratiqué 78 cures radicales, *avec une seule mort*. Depuis cette époque, j'ai fait 28 cures radicales sans un insuccès, *soit 106 opérations et 1 mort*.

Si je fais un total de ces cas et des statistiques précédentes, j'arrive à :

632 opérations avec 4 morts, soit 0.63 pour 100.

Pendant mes quatre années d'Internat, j'ai aidé mes maîtres dans de très nombreuses cures radicales et je ne note qu'une seule mort, celle d'un alcoolique de 38 ans, survenue le 14° jour, à l'hôpital Ténon, dans le service de M. Richelot, à la suite d'une attaque de delirium tremens. L'autopsie démontra que tout était en parfait état du côté de l'opération.

Les deux opérés de M. Championnière ont succombé, l'un à de la congestion pulmonaire, l'autre à un étranglement interne. Le malade de M. Berger a été enlevé par des phénomènes rappelant ceux de l'obstruction intestinale, mais l'autopsie n'a pu être faite. Mon opéré a succombé le troisième jour, à une hémorrhagie de l'épiploon. Il s'agissait d'un homme obèse, emphysémateux, âgé de 52 ans et portant une très volumineuse hernie inguinale irréductible du gros intestin. Dans le sac situé en avant du cœcum était de l'épiploon, que je réséquais au ras du colon transverse. L'opération fut longue, mais très régulière. Les suites semblaient devoir être des plus simples, quand le malade mourut dans la nuit du troisième jour. A l'autopsie, je trouvai une hémorrhagie intra-abdominale très abondante provoquée par une déchirure de l'épiploon, située entre le bord gauche de la ligature et l'angle gauche du colon. La ligature, plissant l'épiploon, avait amené une tension trop forte du bord gauche de l'épiploon qui avait cédé.

L'âge, l'obésité, l'état des poumons, le volume de la hernie sont des facteurs aggravants qu'il faut peser avec soin avant d'entreprendre la cure radicale.

Chez les enfants, la cure radicale est tout aussi bénigne que chez l'adulte. J'ai déjà dit que M. Felizet a publié 105 observations de cures radicales infantiles avec une seule mort.

La cure radicale de la hernie ombilicale, par suite de la large ouverture du péritoine et des manœuvres intra-péritonéales, qui en font, somme toute, une laparotomie étendue, présente-t-elle une gravité spéciale ?

Brodier publie 47 cures radicales de hernies ombilicales de l'adulte non étranglées, sans une mort. Quant aux hernies ombilicales étranglées, au nombre de 39, elles n'ont donné que deux morts.

Ces quelques chiffres justifient les idées suivantes exprimées par M. Championnière : « Quel est donc le danger couru par un sujet encore « jeune, en bonne santé, porteur d'une hernie point trop volumineuse « qui se soumet à l'opération ?

« Le danger est évidemment bien peu considérable, si peu qu'il me « paraît impossible de le chiffrer. Ce sont les observations qui le disent ; « et cette constatation surprendra bien des médecins qui détournent de « l'opération sur la foi de chiffres injustement appelés en témoignage.

« Je suis, pour ma part, absolument persuadé que le danger couru par « le sujet qui subit l'opération est très inférieur à celui auquel la « possession de sa hernie l'expose.

« Non seulement les opérés ne sont pas morts, mais ils ont guéri sans « présenter aucun accident. C'est là un point capital, et il faudrait bien « se garder de montrer comme de bons résultats ceux que j'ai vu souvent « relater dans les auteurs où les malades avaient guéri, mais après avoir « présenté l'un un abcès, l'autre un peu de gangrène, l'autre un peu « d'écoulement séro-purulent, et d'autres encore des suppurations « diffuses. Lorsqu'on relève de semblables faits dans les auteurs, on peut « affirmer que l'opération faite par eux est dangereuse. Ces complications « sont essentiellement septiques, et là où on les rencontre on peut « affirmer qu'on trouvera des complications de septicémie grave à un « moment donné. »

Résultats éloignés. — La récidive de la hernie, après l'opération, est sujette à des variations très grandes suivant la hernie, l'âge et la disposition anatomique de la paroi et des orifices du sujet que l'on opère.

Après l'opération, il se fait dans toute la partie herniaire, une coulée plastique des éléments du sac laissés en place et des parties voisines, amenant une augmentation considérable de ces éléments et la formation d'un cordon, d'une colonne de dimensions très variables. Ce cordon diminue peu à peu de volume. Il devient dur, se rétrécit et se condense. Au bout de quelques mois, ce cordon fibreux semble se continuer avec la paroi et fait corps avec les parties voisines, dans toute l'étendue du trajet herniaire. On pourrait donner au cordon qui donne de la solidité à la cure radicale le nom *de colonne cicatricielle.* Toute impulsion des viscères sur la paroi abdominale ne doit exister qu'au dessus de cette cicatrice. Elle ne doit constituer aucune saillie dans la paroi elle-même. Si l'opération a été incomplètement faite, si l'infundibulum péritonéal n'a pas été détruit, on constate une impulsion légère au-dessus de l'orifice inguinal, au-dessus de la partie supérieure du trajet. C'est la récidive qui commence, et on peut à coup sûr prévoir la réapparition rapide de la hernie.

Les récidives, dit M. Berger, quand elles doivent se produire, surviennent rapidement, dans les six mois (Championnière), moins d'un an (Sorin) après l'opération.

Pour juger de la valeur réelle de l'opération en tant que résultats définitifs, il ne suffit pas d'aligner des statistiques et des chiffres. Il faudrait noter, dans chaque observation, l'âge de l'opéré, le volume de la hernie, la béance des orifices, l'effondrement de la paroi. Il y a en effet des sujets que l'on peut considérer comme radicalement guéris — j'ai suffisament insisté sur ce point — et chez lesquels tout appareil post-opératoire est inutile. Il en est d'autres, par contre, où, avant même d'opérer, on doit affirmer au malade que, malgré l'opération, il sera dans l'obligation de porter un bandage. Mais, même dans ces conditions, l'opération est suivie d'une amélioration notable, consistant dans la contention possible de la hernie.

Cela étant établi, dans quelles proportions observe-t-on la récidive des hernies opérées ?

La statistique d'Anderegg est loin d'être brillante. Cet auteur a observé, au point de vue de la récidive, 105 opérés de Socin. Il constate 64 guérisons, soit 61 o/o, et 41 récidives, soit 35 o/o. M. Socin a communiqué lui-même ses résultats au Congrès de chirurgie de ses 160 opérés dont 117 ont été revus d'un an à neuf ans après l'intervention, et qui n'ont présenté que 83 guérisons durables. Pour les hernies inguinales étranglées, la récidive est moins fréquente que pour les hernies non étranglées.

Banks a suivi 66 de ses opérés et a constaté 44 guérisons.

Pour Erdmann et Swenson la récidive survient 21 fois sur 100.

Sur 58 opérés de Schede, Walter a noté 41 succès définitifs.

Mais les derniers résultats publiés sont bien supérieurs. M. Championnière a revu 101 de ses opérés, la plupart un an après l'intervention, avec 14 récidives. Plusieurs fois elle avait été prévue. Parmi les opérés de M. Berger revus, aucun n'avait de récidive.

Sur les 28 cures radicales que j'ai faites en dehors de l'hôpital et que je surveille (il est vrai que je compte, dans ce chiffre, 7 enfants), j'ai observé 2 récidives. La plupart de ces opérations sont récentes.

La première récidive est survenue chez un malheureux atteint d'une éventration inguinale considérable, descendant à mi-cuisse. Je ne demandais à l'opération que de permettre la contention de cette hernie irréductible par son volume. Ce malade, opéré dans de mauvaises conditions, avait enlevé son pansement et suppura. Il se leva avant d'avoir un solide bandage, et la récidive se montra vingt jours après. Le bandage fut impuissant à enrayer l'augmentation de volume de la hernie qui a atteint actuellement ses proportions primitives. C'est là un échec complet.

Le deuxième malade, malgré un commencement de récidive, a grandement bénéficié de l'opération. Il s'agissait d'un hernieux obèse, quoique âgé seulement de 33 ans, à parois flasques, atteint d'une épiplocèle inguinale irréductible. J'enlevai 500 grammes d'épiploon et suturai le trajet après résection du sac aussi élevée que possible. Quatre mois environ après l'opération, la hernie commença à récidiver. Je prescrivis un bandage, au lieu de ceinture, et l'opéré peut actuellement se livrer à un travail pénible, ce qui lui était impossible avant l'opération.

Sur les 47 observations des hernies ombilicales de la thèse de Brodier, 15 ont été revues dans un temps variant de 2 ans 1/2 à 6 mois, et trois étaient récidivées.

Les résultats définitifs de la cure radicale chez les enfants sont des meilleurs. M. Felizet, sur ses nombreux opérés, *n'a que 2 récidives*. Les opérations les plus anciennes remontaient à 3 et 4 ans. Chez tous M. Felizet a observé une guérison solide et permanente.

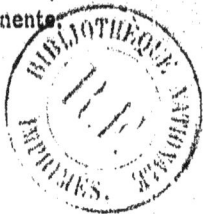

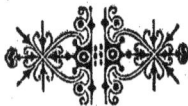

TABLE DES MATIÈRES

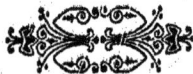

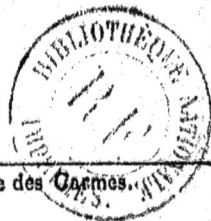

Dax — Imprimerie-Reliure Hazaël Labèque, 11, rue des Carmes.

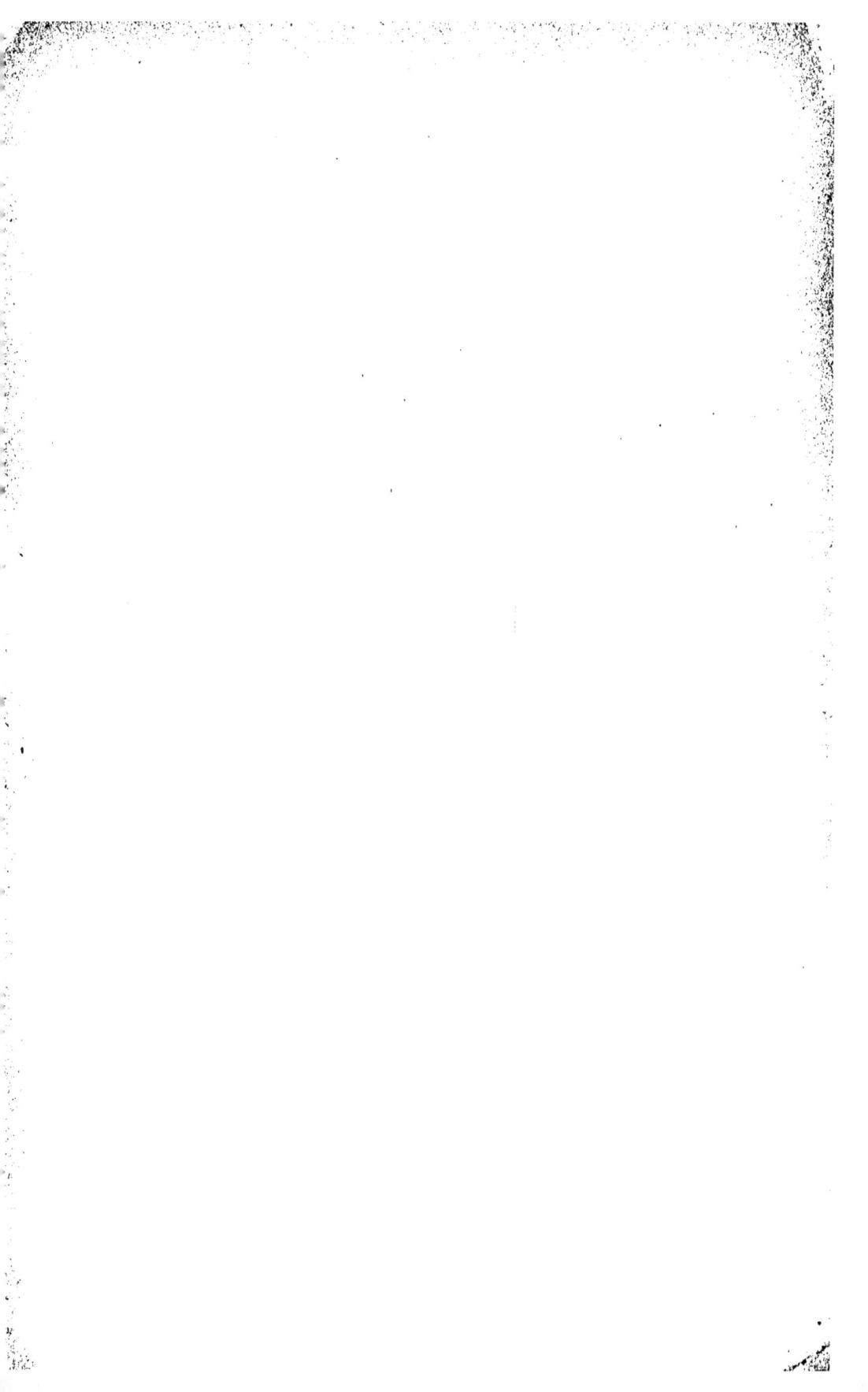